AF232555

DE BARÉGES

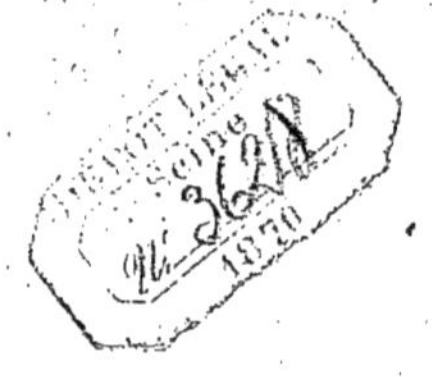

OUVRAGES DU MÊME AUTEUR :

Notice statistique et médicale sur Saint-Denis du Sig (Algérie). Toulouse, 1851.

Essai de statistique médicale sur Calvi (Corse). Paris, 1858.

Rome médicale (*Gazette des hôpitaux*, 1861, Paris).

Dégénérescence fibro-cartilagineuse de la rate. Toulouse, 1863.

Des marais souterrains. Toulouse, 1864.

De l'héméralopie épidémique. Toulouse, 1864.

Effets des eaux de Baréges dans les paralysies suite de coliques sèches. Paris, 1864.

Topographie médicale du Sahara de la province d'Oran. Alger, 1865.

Statistique médicale de l'hôpital militaire de Toulouse. 1866.

Le choléra à Toulouse. 1866.

Répartition du choléra en France. Toulouse, 1867.

Antiquités du Sahara algérien, Toulouse, 1867.

Les eaux de Baréges sont sédatives de la circulation. Toulouse, 1868.

Rapport sur la contagion de la phthisie pulmonaire. Toulouse, 1868.

Statistique clinique des eaux de Baréges (*Annales de la Société d'hydrologie*, 1868-69). Mémoire couronné par l'Académie de médecine.

Paris — Imprimerie de Cosse et J. Dumaine, rue Christine, 2.

BARÈGES et la Vallée du BASTAN
1870.

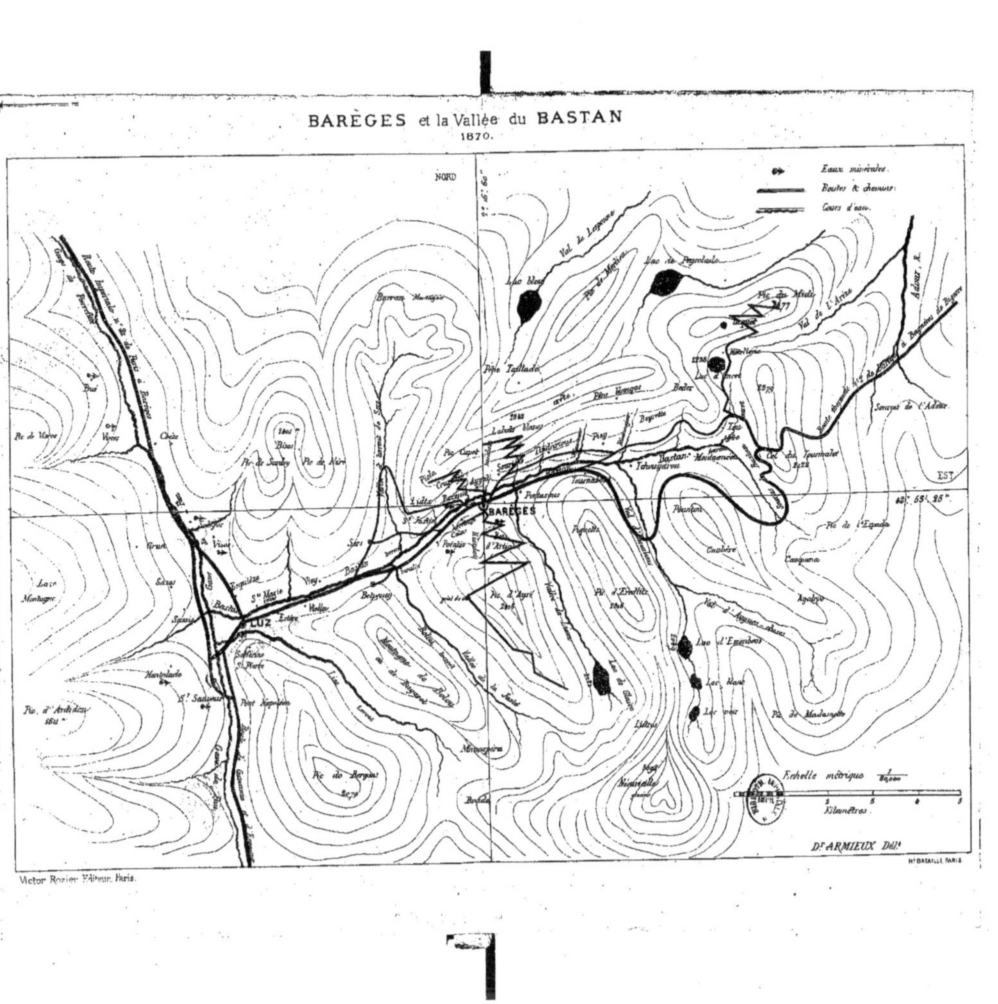

TOPOGRAPHIE

MÉDICALE

DE BARÉGES

LE SOL, LE CLIMAT, LES EAUX.

Par le Docteur ARMIEUX,

MÉDECIN PRINCIPAL D'ARMÉE.

Chevalier de la Légion d'honneur et de l'ordre de Pie IX.

Membre résidant de la Société de Médecine de Toulouse, de l'Académie des Sciences,
Inscriptions et Belles-Lettres, de la Société d'Agriculture, de la Société d'Histoire naturelle,
de la Société archéologique de la même ville,
Membre correspondant de la Société académique de l'Aube,
de la Société climatologique algérienne, de la Société d'Hydrologie médicale de Paris, etc.

LAURÉAT DE L'ACADÉMIE DE MÉDECINE DE PARIS ET DE PLUSIEURS AUTRES
SOCIÉTÉS SAVANTES.

PARIS

LIBRAIRIE DE LA MÉDECINE, DE LA CHIRURGIE ET DE LA PHARMACIE MILITAIRES
VICTOR ROZIER, ÉDITEUR,
RUE DE VAUGIRARD, 75 (ANCIEN 93),
Près la rue de Rennes.

1870

TOPOGRAPHIE MÉDICALE

DE BARÉGES

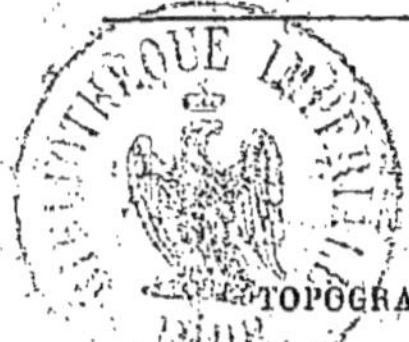

PREMIÈRE PARTIE.

TOPOGRAPHIE : LE SOL, LE CLIMAT, LES EAUX.

—

CHAPITRE PREMIER.

Introduction.

L'efficacité des eaux minérales, en général, n'est pas sainement appréciée. Les uns pensent qu'elles n'agissent que par le concours des circonstances hygiéniques qui accompagnent leur administration près des sources ; d'autres prônent outre mesure leurs vertus et les croient capables de guérir radicalement toutes les maladies chroniques.

Entre cette exagération et cette négation, il y a place pour la vérité. Les eaux médicinales naturelles ont une action incontestable, leurs effets physiologiques et thérapeutiques sont évidents ; ce sont des médicaments très-actifs ; et des dangers, la mort même, peuvent être le résultat de leur usage immodéré ou intempestif.

Si les eaux peuvent faire du mal, elles peuvent par conséquent faire du bien ; leur administration prudente, judicieuse, raisonnée, basée sur l'expérience clinique, doit avoir des résultats heureux dans une foule de maladies contre lesquelles les autres moyens thérapeutiques ont échoué.

De tous temps les sources thermales ont été appliquées à la guérison de certaines maladies rebelles ; il y a là un instinct et des traditions populaires dont il faut tenir grand compte : l'esprit humain ne se fourvoie pas ainsi pendant des siècles. Seulement cet usage empirique des eaux, qui s'est propagé jusqu'à nous, doit être revisé avec soin, et il appartient aux médecins hydrologues de lutter contre la routine et certains préjugés invétérés qui vont contre le but qu'on se propose.

Il faut porter le flambeau de l'étude, de l'analyse, de la clinique dans les établissements thermaux.

Jusqu'à présent les praticiens les plus accrédités près de nos stations minérales se sont contentés de leur expérience personnelle, sans en faire bénéficier leurs successeurs; c'est ainsi qu'une foule de renseignements précieux sont perdus et disparaissent avec leurs possesseurs.

Des erreurs même se propagent, par ignorance ou par spéculation, et les médecins des villes et des campagnes, n'ayant aucun guide sûr, dirigent parfois leurs malades sur tel ou tel établissement thermal qui n'est nullement approprié à leur état. De là des mécomptes et un discrédit injuste contre les eaux minérales en général. D'autres fois le caprice seul du malade détermine la source près de laquelle il doit se rendre et dont il fait usage sans aucune direction médicale.

Ces abus sont fâcheux à tous les points de vue. Pour y porter remède il faut avant tout éclairer les malades et les médecins sur la valeur *réelle* de chaque station, et la lumière doit se tirer de la nature des eaux, de l'étude du climat, de leurs effets sur l'organisme et de l'expérience clinique.

Il faut se livrer à des analyses chimiques perfectionnées et dévoiler la composition intime de chaque source; la chimie n'a pas dit son dernier mot dans les études hydrologiques; les travaux déjà si remarquables de M. Filhol sur les eaux des Pyrénées, de l'aveu même de ce savant, ont besoin d'être complétés. Les eaux potables ont encore leurs mystères; que doit-ce être d'un agrégat compliqué comme l'est une eau minérale?

Il faut recueillir et publier des observations météorologiques précises; observer les effets physiologiques dus à l'action des eaux et du climat; soumettre chaque groupe de maladies à une étude clinique prolongée; arriver enfin à résoudre ce problème : une maladie étant donnée, pouvoir déterminer, avec la plus grande certitude possible, l'eau qui doit la guérir.

Ce travail, quoique considérable, pourrait être rapidement effectué si, dans chaque station, un médecin studieux voulait l'entreprendre. On aurait ainsi, en quelques années, un nombre de documents suffisant pour asseoir des notions précises.

M. Durand-Fardel (*Traité thérapeutique des eaux minérales*) a voulu combler cette lacune de la science hydrologique; mais, à chaque pas, il est forcé d'émettre un doute et de poser un point d'interrogation, faute de renseignements exacts.

Sans doute il serait plus commode de généraliser l'action des eaux sulfureuses par exemple, et d'envoyer indifféremment les malades vers l'une ou l'autre de ces sources, analogues par leur composition chimique. Les médecins qui n'ont pas étudié de près les eaux pensent assez généralement ainsi, et leur manière de voir est assez juste *à priori*. Dans la pratique, il n'en est malheureusement pas ainsi, et l'expérience indique que, malgré des ressemblances apparentes, les eaux d'une même classe, d'une même station, ont une grande variété d'action, qui ne s'accuse pas seulement par des nuances, mais encore par des effets entièrement opposés.

L'étude des eaux de Baréges nous en fournira un exemple extrêmement frappant, et la source Barzun, dont l'émergence et la composition ne sont pas très-éloignées de celles du grand établissement, a cependant une action entièrement différente; ces dernières étant excitantes du système nerveux, la source Barzun est éminemment sédative ou calmante.

Les réflexions qui précèdent m'ont conduit à faire depuis plusieurs années une étude très-approfondie de Baréges et m'ont poussé à en publier les résultats. Je donnerai successivement une topographie médicale de cette station, comprenant des notions exactes sur la géologie, l'hydrologie, l'histoire naturelle de cette partie des Pyrénées, sur son climat exceptionnel, sur la composition des eaux, la description des établissements civils et militaires, etc., etc.

La deuxième partie de mon ouvrage contient des expériences physiologiques et pathogénétiques sur l'effet des eaux et du climat; c'est le premier essai de ce genre, il m'a conduit à des résultats tout à fait nouveaux. Enfin, la troisième partie sera consacrée à l'étude particulière de l'action des eaux de Baréges dans les diverses maladies qui y sont traitées avec succès, en y ajoutant les contre-indications formelles de leur emploi.

Ce cadre est fort vaste ; mais je me sens la force de le remplir, encouragé par la pensée de faire une œuvre utile et opportune dans les circonstances présentes.

En effet, il s'est opéré bien des changements à Baréges depuis quelques années ; de grandes améliorations ont été introduites dans l'administration des eaux, au service de laquelle on a édifié un établissement élégant et commode ; un hospice civil a été fondé par les soins de Mgr l'évêque de Tarbes et sous l'auguste patronage de S. M. l'Impératrice Eugénie. L'administration militaire a fait construire un hôpital digne d'abriter les glorieux blessés de nos armées. L'aspect du pays lui-même a changé, et les voies ferrées, qui, à travers mille obstacles, s'avancent jusqu'au cœur des montagnes, portent actuellement les malades à quelques kilomètres de Baréges. Cette station est donc entrée dans une ère de prospérité, justifiée par ses vertus, et que les difficultés de communication ne lui avaient pas permis d'atteindre jusqu'à ce jour.

Il existe un nombre assez considérable d'écrits spéciaux sur Baréges, ou ayant quelques rapports avec l'histoire naturelle de la localité, la composition de ses eaux et leurs effets dans certaines maladies ; cependant la lecture de la plupart de ces ouvrages n'est pas très-instructive, d'abord parce que les théories scientifiques et médicales ont changé et que le point de vue où se placent les auteurs du siècle dernier nous semble faux ou ridicule ; ensuite la géologie s'est fondée et a fait de grands pas depuis les Ramond et les Palassou, grâce aux recherches laborieuses et profondes poursuivies dans les Pyrénées par notre collègue de l'académie des sciences de Toulouse, M. Leymerié. La chimie a également fait des progrès immenses et a dévoilé les principaux éléments des eaux minérales, dont l'action, par suite, nous est mieux connue. Les travaux de M. Filhol auront beaucoup contribué à ce résultat. Enfin, une foule d'assertions, d'exagérations, etc., sur les eaux, ont été contredites par l'expérience scientifique, qui ne se paie que de faits authentiques, bien observés, identiques à eux-mêmes, sans mélange de merveilleux.

Mon œuvre a donc au moins le mérite de l'actualité. Quant à l'efficacité des eaux de Baréges, elle s'affirme d'elle-même par les cures merveilleuses qui s'y produisent tous les ans et que le public constate avec admiration. Mais ces vertus ont besoin de démonstration scientifique ; les travaux de Bordeu, les seuls qui puissent servir de guide, ont vieilli comme doctrine et démonstrations ; il faut donc faire de l'hydrologie médicale nouvelle avec les éléments scientifiques nouveaux.

Je n'entreprendrai pas la description de Baréges dans l'état où était cette station thermale il y a quelques années ; il faut se hâter de plonger dans l'oubli cet établissement primitif, ces bains sordides, ces masures qui servaient d'hôpital, ces piscines infectes, *où*, suivant l'expression énergique d'un touriste littéraire, *il fallait être bien portant pour pouvoir guérir.*

Ce qui doit le plus étonner, c'est que, malgré son misérable aménagement, malgré les difficultés de son accès, Baréges ait en tout temps attiré la foule des baigneurs ; c'est le plus bel éloge qu'on puisse faire de l'efficacité de ses eaux.

Quoique sollicité par les beautés sévères du pays, je n'essaierai pas d'entrer dans des détails pittoresques ; cela a été fait à profusion et sur tous les tons. D'ailleurs, les idées poétiques ne conviennent pas aux travaux scientifiques, et mon style se refuserait à les exprimer convenablement.

En face des splendeurs de la nature nous ne comprenons que le silence, nous n'aimons pas les impressions toutes faites, les sensations stéréotypées : pour les personnes indifférentes, elles sont inutiles, et les personnes sensibles ont assez des leurs.

Dans cette première partie, je me propose donc de traiter des circonstances particulières qui caractérisent notre station thermale. Les sources de Baréges ont une célébrité européenne, elles sont le prototype des eaux sulfureuses ; cette notoriété étant admise, je me propose de la démontrer scientifiquement et en outre de faire connaître la localité, le climat, les ressources locales, les conditions topographiques et hygiéniques dont on ne se préoccupe pas assez et qui sont cependant indispensables pour apprécier les effets curatifs que l'on peut attendre d'une station thermale tout à fait exceptionnelle.

CHAPITRE II.

Bibliographie.

La bibliographie de Baréges n'a jamais été faite ; je ne me flatte pas de connaître tous les ouvrages qui traitent de cette station, mais je donne ici la liste des plus importants :

1670. Duclos. — Première analyse des eaux de Baréges, présentée à l'académie royale de Paris.

1685. Moulaus (Jean), apothicaire. — Des vertus des eaux minérales de Bagnères et de Baréges, leur degré de chaleur, leur composition et leur véritable usage. Dédié à Monseigneur le prince du *Maine* ; in-18, 32 pages, Toulouse, 1685.

1732. Ccuffilts, médecin de Baréges. — Lettre adressée à *Chevillard*, fontainier du Roi, sur la découverte d'une nouvelle source à Baréges (celle des bains neufs). *Mercure de France*, mars 1732.

1736. Dessault. — De la pierre des reins et de la vessie, avec une nouvelle méthode simple et facile de la dissoudre, sans endommager les organes de l'urine (*par l'usage des eaux de Baréges*). In-12, Paris, 1736.

1742. Meighan (Christophe). — A treatise on the nature and powers of the baths and waters of Baréges, etc. Ouvrage rare et curieux, dont Ballard avait entrepris la traduction qu'il n'acheva pas. In-8°, London, 1742-1764.

1745. Descaunets (Pierre), chirurgien. — Traité de la propriété et effets des eaux, bains doux et chauds de Bagnères et de Baréges, etc. In-12, 67 pages, quatre éditions, la dernière en 1745, à Toulouse.

1746. Bordeu (Théophile). — Lettres contenant des essais sur les eaux minérales du Béarn, du Bigorre, etc., 1746, in-12. La 23e lettre et les deux suivantes concernent les eaux de Baréges.

1747. Secondat (de) (fils du célèbre Montesquieu). — Mémoire sur les eaux minérales de Baréges, lu à l'académie de Bordeaux, en 1747.

1747. Lemonnier. — Examen de quelques fontaines minérales de la France et particulièrement de celles de Baréges, *Mémoires de l'Académie des sciences*, décembre 1747, p. 259.

1749. Bordeu. — *Journal de Baréges*, de 1749 à 1780. Ouvrage manuscrit, qui est resté inédit, et dont l'impression a été jugée inutile par la société d'hydrologie en 1864, sur le rapport de M. Lebret; la plupart des observations pratiques contenues dans ce journal étant résumées dans les œuvres des trois Bordeu et pricipalement dans les *recherches sur les maladies chroniques*. Ducos, chirurgien-major à Baréges, fut associé aux Bordeu pour la rédaction de ce journal.

1750. Secondat (de). — Observations de physique et d'histoire naturelle sur les eaux minérales de Dax, de Bagnères, de Baréges, etc. 1750, in-12, Paris.

1750. Lebaig. — Parallèle des Eaux Bonnes, des Eaux Chaudes, des eaux de Cauterets et de celles de Baréges. In-8°, Amsterdam, 1750.

1750. Bordeu (Antoine). — Dissertation sur les eaux minérales du Béarn, 1750.

1752. Bordeu (Théophile). — *An aquitaniæ minerales aquæ morbis chronicis, etc.*, 1752. Les cinq premiers chapitres contiennent un grand nombre d'observations pratiques sur les propriétés et effets des eaux de Baréges.

1760. THIERY, docteur régent de la faculté de médecine de Paris. Relation d'un voyage fait à Baréges, Cauterets et Bagnères en 1753, *Journal de médecine de Paris*. Mai, 1760.

1760. — Précis d'observations sur les eaux de Baréges, et autres eaux minérales du Bigorre. 1760 et 1769, *sans nom d'auteur.*

1760. ROUX. — Comparaison des eaux de Bagnères de Luchon avec celles de Baréges et de Cauterets, 1760.

1760. BORDEU (François). — Seconde lettre sur les eaux de Baréges dans les maladies vénériennes, 1760.

1762. CASTELBERT. — Des vertus des eaux de Baréges, Cauterets, Bagnères, etc., Bordeaux, 1762.

1763. BORDEU (François). — Troisième lettre sur les eaux de Baréges, 1763.

1767. BORDEU (Théophile). — Recherches sur le tissu muqueux ou l'organe cellulaire et sur quelques maladies de la poitrine. Paris, 1767, in-12, 460 pages, suivi de l'usage des eaux de Baréges et du mercure dans les écrouelles.

1771. MONTAUT. — Lettre sur les eaux de Bigorre, in : *Nature considérée*. T. VII, p. 16, Paris 1771, contenant une analyse chimique des eaux de Baréges.

1772. CAMPMARTIN. — Observations faites sur les eaux minérales et thermales de Baréges le 17 juin 1769. In : *Nature considérée*, 1772.

1775. BORDEU (Théophile). — Recherches sur les maladies chroniques et sur la manière dont on les traite aux sources d'Aquitaine. 1 vol., 1775. — Résumé de l'expérience des Bordeu en hydrologie médicale, principalement acquise et appliquée à Baréges.

1795. LOMET. — Mémoire sur les eaux minérales et les établissements thermaux des Pyrénées, imprimé par ordre du comité du salut public, Paris, an III. — Ce mémoire remarquable indique les moyens propres à protéger Baréges et ses établissements contre les causes de destruction qui les menacent. Il donne le plan d'un monument thermal et d'un hôpital militaire destiné à recevoir et à guérir les guerriers blessés en défendant la patrie. — Il a fallu 70 ans d'études et d'hésitations pour édifier à Baréges des constructions qui ne valent pas celles dont Lomet avait tracé l'ordonnance.

1809. POUMIER. — Analyse des propriétés médicinales des eaux minérales et thermales de Baréges. Paris, 1809.

1813. POUMIER, médecin inspecteur général des eaux minérales. — Analyses et propriétés médicales des eaux thermales des Pyrénées. Paris, 1813.— Ouvrage rempli d'erreurs.

1820. DELPIT. — Aperçu sur les maladies observées à l'hôpital militaire de Baréges en 1819. *Mémoires de médecine militaire*, 1re série, t. VII, 1820.

1821. BIDAULT. — Classification des eaux minérales de France, suivie de propositions et observations sur les eaux de Baréges. *Mémoires de médecine militaire*, 1re série, t. X, 1821.

1823. LONCHAMP. — Analyse des eaux de Baréges. *Annales de chimie et de physique*, 2e série, t. XXII, p. 156, et *Annuaire des eaux thermales*, années 1822, 1823, 1830. Travaux qui ont fait autorité jusqu'à ces derniers temps.

1830. THEIL, médecin à Luz et syndic actuel de la Vallée.—Aperçu sur les eaux minérales de Baréges. *Thèses de Montpellier*, 1830, n° 10.

1832. GASC. — Nouvelles observations sur les propriétés médicales des eaux minérales de Baréges. *Recueil des mémoires de médecine militaire*, 1re série, t. XXXII, 1832.

1834. BALLARD. — Essai sur les eaux thermales de Baréges. 1 vol. in-8°, Paris, 1834. C'est un livre intéressant et le plus complet qui ait été écrit sur Baréges.

1845. O. HENRY et PAILHASSON. — Recherches de l'iode contenu dans les barégines des eaux chaudes de Baréges, de Barzun et de Cauterets. *Bulletin de l'Académie de médecine*, t. XI, p. 451, Paris, 1845.

1850. BAUDENS (A.-E.) — Recherches sur les propriétés physiques et chimiques des eaux thermales de la vallée de Baréges. *Recueil des mémoires de médecine militaire*, 2e série, t. V, 1850.

1850. DUPLAN. — Mémoires sur les eaux naturelles de Baréges dans le traitement des maladies des os, des articulations, des tumeurs blanches, etc. *Recueil des mémoires de médecine militaire*, 2e série, t. VI et VII, années 1850 et 1851.

Depuis Bordeu c'est ce qui a été écrit de plus instructif sur la thérapeutique des eaux de Baréges dans les affections chirurgicales.

1850. LECQUES. — Des eaux de Baréges au point de vue thérapeutique. *Thèses de Montpellier*, 1850.

1857. AULAGNIER. — Recherches sur la glairine ou barégine des eaux minérales.

Ouvrage manuscrit, communiqué à l'Académie de médecine. Rapport de M. J. Bourdon, in : *Bulletin de l'académie de médecine*, t. XXII, n° 24, p. 1220.

1859. OSSIAN HENRY fils. — Etudes chimiques et médicales sur les barégines des eaux sulfureuses. *Annales de la société d'hydrologie*, t. VI, 1859-60, p. 96.

1859. FILHOL, directeur de l'école de médecine de Toulouse. — Recherches sur l'alcalinité des eaux sulfureuses des Pyrénées. *Mémoires de l'Académie des sciences de Toulouse*, 1859.

1860. AULAGNIER. — Etude sur l'action dissolvante des eaux minérales sur les calculs vésicaux et de celles de Baréges en particulier. *Compte rendu de l'Académie des sciences*, 1860.

1863. FILHOL. — Analyse des eaux minérales de Baréges. *Annales de la société d'hydrologie médicale de Paris*, t. IX, 1863. C'est l'étude chimique la plus complète qui ait été faite sur ces eaux.

1863. — Recherches sur les analogies et les différences des eaux sulfureuses des Pyrénées. *Bulletin de la société de médecine de Toulouse*, 1863.

1864. LE BRET, médecin-inspecteur. — Les eaux sulfureuses de Baréges dans le traitement des ulcères et des plaies anciennes. *Union médicale de la Gironde*, 1864.

1864.   —   Le traitement de la pellagre par les eaux de Baréges. Brochure, Paris, 1864.

1864. ARMIEUX. — Effet des eaux de Baréges dans les paralysies suites de coliques sèches. *Recueil des mémoires de médecine militaire*, 3e série, t. XII, 1864.

1865. VINCENT, médecin de la marine. — Recherches phycologiques et zoologiques sur les eaux de la vallée de Baréges. *Archives de médecine navale*, novembre 1865.

1865. DESNOS. — Article *Baréges* dans le 4e vol. du *Dictionn. de médecine et de chirurgie pratiques*. Paris, 1865.

1866. STRÖLH, pharmacien militaire. — Analyse sulfhydrométrique des eaux de Baréges. *Revue hydrologique*, février 1866, Strasbourg.

1866. PEHÉAA, pharmacien militaire. — Analyse des eaux potables de Baréges. *Recueil des mémoires de médecine militaire*, 3e série, t. XV, 1866.

1866. FILHOL. — Nouvelles recherches sur la composition chimique des eaux sulfureuses des Pyrénées, prises sur les lieux d'emploi. *Bulletin de la société de médecine de Toulouse*, 1866.

1867. LE BRET. Du traitement des maladies de la peau par les eaux sulfureuses de Baréges. *Annales de la société d'hydrologie médicale de Paris*, t. XIII, p. 128, 1867.

1867.   —   Traitement des paralysies de l'enfance par les eaux de Baréges. *Annales de la société d'hydrologie médicale de Paris*, t. XIII, p. 64, 1867.

1867. VINCENT. — Des eaux de Baréges et de leur emploi dans le traitement des maladies de la peau. *Thèse inaugurale*, Paris, 1867.

1868. ROTUREAU. — Article *Baréges* dans le *Dictionnaire encyclopédique des sciences médicales*, t. VIII, Paris, 1868.

1868. Aunieux. — Les eaux de Baréges sont sédatives de la circulation. *Revue médicale de Toulouse*, mars 1868.

1869. A. Buez. — Les eaux thermales sulfureuses des Pyrénées, Baréges et ses eaux. Paris, 1869.

Outre ces ouvrages spéciaux, nous croyons devoir indiquer les suivants qui contiennent des notions utiles sur les
eaux minérales, l'histoire naturelle, la météorologie, etc.,
de cette partie des Pyrénées.

1776. Darcet.—Discours sur l'état actuel des montagnes des Pyrénées et
sur les causes actuelles de leur dégradation. Paris, 1776.

1796. Dussault. — Voyage à Baréges et dans les Hautes-Pyrénées,
fait en 1788. Paris, Didot, 1796, 2 vol in-8°.

1797. Passumot. — Voyages physiques dans les Pyrénées en 1788 et
1789. Histoire naturelle d'une partie de ces montagnes
particulièrement de Baréges, etc. Paris, 1797, in-8°.

1801. Ramond de Carbonnières. — Voyage au mont Perdu et dans les
parties adjacentes des Hautes-Pyrénées. Paris, in-8°,
gravures, 1801.

1813. Baron Picot de Lapeyrouse.—Histoire abrégée des plantes des
Pyrénées. Toulouse, 1813, et supplément 1 vol. in-8°.

1815. Palassou (abbé). — Mémoires pour servir à l'histoire naturelle
des Pyrénées. Paris, 1815, 3 vol. in-8°, avec figures.

1826. Du Mège (Le chevalier). — Statistique des départements Pyré-
néens. 2 vol. in-8°, Paris, 1826.

1826. Ganderax. — Recherches sur les eaux minérales de Bagnères de
Bigorre. In-8°. Paris, 1826.

1830. Lermier, ingénieur des mines. — Observations sur la topographie de Baréges et de ses environs. Dijon, 1830.

1833. Charpentier. — Essai sur la constitution géognostique des Pyrénées. Paris, 1833, in-8°. *Ouvrage couronné par
l'Institut.*

1847. Dufour (Léon). — Souvenirs et impressions de voyage dans les
Hautes-Pyrénées. *Actes de la société Linnéenne de Bordeaux*, t. XV (2° série, t. V), p. 69-151, 1847.

1853. Docteur Astrié Gustave (de Carcassonne). — Mémoire couronné
par la Société de médecine de Toulouse en 1853, sur
les questions suivantes :

1° Déterminer par l'observation la valeur thérapeutique des eaux thermales sulfureuses.

2° Préciser leurs indications et leurs divers modes
d'administration dans les maladies chroniques.

Analyse par M. Filhol, in : *Bulletin de la Société de
médecine de Toulouse*, 1853.

1853. Fontan, médecin à Luchon. — Eaux minérales des Pyrénées.
Paris, in-8°, 2° édition, 1853.

1858. Philippe, naturaliste à Bagnères. — Flore des Pyrénées. 2 vol.
in-8°. Tarbes, 1858.

1862. Lambron, médecin-inspecteur, et Lézat. — Les Pyrénées et les
eaux thermales sulfurées de Bagnères de Luchon.
2 vol. in-18, avec cartes, Paris, 1862.

1863. Debeaux, pharmacien militaire. — Herborisation des environs
de Baréges, in : *Bulletin de la Société de pharmacie
de Bordeaux*. 1683.

1864. Artigues, ex-médecin en chef. — Amélie-les-Bains, ses thermes,
son climat, etc. In-8°, Paris, 1864.

1866. Gigot-Suard, médecin consultant. — Cauterets, études médicales et scientifiques sur les eaux de cette station thermale. 1 vol. gr. in-8°, Paris, 1866.

1866. Leymerie, professeur à la faculté des sciences de Toulouse. —
Éléments de minéralogie et de géologie. 2 vol. in-18,
avec cartes et figures ; 2° édition, Toulouse, 1866.

1867. Dulac (abbé). — Flore du département des Hautes-Pyrénées,
par l'abbé J. Dulac, membre de la Société botanique de
France. In-12 de 655 pages, avec cartes et figures dans
le texte. Paris, Savy, 1867.

1867. DEBEAUX. — Faune malacologique de la vallée de Boréges (Htes-
Pyrénées). Extrait du *Journal de conchyliologie*, numéro de janvier de l'année 1867.

Enfin, je dois citer les traités généraux qu'il est nécessaire de consulter quand on s'occupe des eaux médicinales :

1818. PATISSIER. — Manuel des eaux minérales de France. In-8°, Paris,
1818.
1825. ALIBERT. — Précis sur les eaux minérales. Paris, 1825.
1833. ANGLADA. — Traité des eaux minérales du département des Pyrénées-Orientales. 2 vol. in-8°, Paris, 1833.
1853. FILHOL, professeur à la faculté des sciences de Toulouse. —
Recherches sur les eaux minérales des Pyrénées. In-8°,
Paris, 1853.
1854. CONSTANTIN (James). — Guide pratique aux eaux minérales
françaises et étrangères. 1854.
1856. HERPIN. — Eaux minérales d'Europe. 1 vol. in-18, Paris, 1856.
1856. VERDO. — Précis sur les eaux minérales des Pyrénées. 1856,
gr. in-18, avec cartes.
1856. CHENU, médecin militaire. — Essai pratique sur l'action des
eaux minérales, suivi d'un dictionnaire des sources
minéro-thermales. 1 vol. in-8°, Paris, 1856.
1856. LEFORT (J.) — Traité de chimie hydrologique. Gr. in-8°, Paris,
1856.
1858. ROTUREAU. — Les principales eaux minérales de l'Europe. 1858.
1859. — Des eaux minérales de France. 1 vol. in-8°. Paris
1859 ; supplément, 1 vol. 1864.
1859. O. HENRY père et fils. — Traité pratique d'analyse chimique des
eaux minérales, potables et économiques. Paris, 1 vol.
in-8° avec figures, 1859.
1860. J. BOURDON. — Précis d'hydrologie minérale. 1 vol. in-18, Paris,
1860.
1860. DURAND-FARDEL, LEBRET, LEFORT, FRANÇOIS. — Dictionnaire
général des eaux minérales et d'hydrologie médicale.
2 vol. in-8°, Paris, 1860.

1862. DURAND-FARDEL. — Traité thérapeutique des eaux minérales de
        la France et de l'étranger. 2º édition, 1 vol. in-8º,
        Paris, 1862.
1865. DELACROIX et A. ROBERT. — Les eaux, étude hygiénique et
        médicale sur l'origine, la nature et les divers emplois
        des eaux, tant ordinaires que médicinales, etc., 1 vol.
        in-18, Paris, 1865.
GAZETTE DES EAUX. — Journal hebdomadaire paraissant à Paris.
REVUE D'HYDROLOGIE MÉDICALE. Journal bi-mensuel, Strasbourg.
ANNALES DE LA SOCIÉTÉ D'HYDROLOGIE *médicale de Paris*. 1854 et
        années suivantes.
RAPPORTS ANNUELS sur le service des eaux minérales, présentés à l'Aca-
        démie de médecine par la commission permanente des eaux.
ANNUAIRE DES EAUX DE FRANCE, etc., etc.

Je passe sous silence une foule de *guides* et d'*itinéraires*
qui n'offrent aucun intérêt scientifique.

CHAPITRE III.

Coup d'œil historique et géographique.

Quand on a quitté Tarbes et qu'on s'avance vers le sud, on traverse Lourdes, remarquable par son château du moyen âge et sa grotte merveilleuse ; puis l'on arrive bientôt à la belle vallée d'Argelès, une des émeraudes de l'écrin des Pyrénées. Les grandes montagnes bornent l'horizon de très-près, et de hautes murailles de rochers semblent fermer le passage au voyageur. A droite, une route monte en serpentant vers la vallée de Cauterets ; devant soi une fissure, d'où s'échappe le gave de Pau, donne accès dans la gorge de Pierrefitte. Le chemin, un prodige de hardiesse et d'industrie humaines, suit les bords du torrent, et domine parfois des profondeurs vertigineuses, tandis que les rocs, les cascades, les forêts amoncelés menacent d'engloutir les passants et de fermer le défilé ; c'est ce qui arrive du reste presque tous les ans, par suite des éboulements causés par les pluies ou par la chute des avalanches.

Cette route impériale, qui porte le n° 21, de Paris à Baréges, a été plusieurs fois rectifiée ; son premier tracé est dû à l'ingénieur Polard ; il exécuta ce beau travail par les ordres de M. de la Bauve, intendant de la province, et les continua sous M. d'Etigny, de 1735 à 1743 ; c'est à cette époque seulement que l'on vit paraître les premières voitures dans la vallée de Baréges.

Peu à peu le ravin s'élargit et l'on sort de ces belles horreurs pour entrer dans la riante vallée de Luz, nommée par un ancien poète : *la fête des yeux.*

Le gave de Pau, aux eaux bleuâtres, descend directement du sud ; à un kilomètre de Luz, il passe au pied de Saint-Sauveur et sous le pont Napoléon, qui est un des prodiges de l'art moderne. En remontant le gave, on arrive par une route carrossable à Gèdres, et jusqu'au célèbre cirque de Gavarnie.

A l'est de Luz, s'ouvre, entre des montagnes schisteuses, un ravin étroit, où coule, en bouillonnant, le rapide Bastan. Ce ravin, qui semble parallèle à l'axe de la chaîne des Pyrénées, conduit à Baréges, situé à 6 kilomètres de Luz, mais à une altitude plus élevée de 550 mètres. La route, pendant ce court trajet, a une pente moyenne de 9/100, et il y a des côtes de 17 et 19/100.

Peu à peu l'on quitte les plantureuses verdures des basses vallées ; le sol devient aride, tourmenté, rocailleux ; le Bastan roule avec fracas ses ondes blanchissantes d'écume comme un cheval fougueux ; on sent l'approche d'une nature sévère et grandiose qui promet des spectacles moins gracieux, mais non moins sublimes. On passe à travers des éboulements considérables, qui semblent un fleuve de rochers épanché des hauteurs qui dominent à droite.

Baréges est à 1232 mètres au-dessus du niveau de la mer, d'après la carte de l'état-major, publiée par le Dépôt de la guerre, et exécutée, pour cette partie de la France, en 1850. L'*Annuaire du bureau des longitudes* donne 1241 mètres ; plusieurs ouvrages portent cette altitude à 1270 mètres ; Ramond indique 1298 mètres, Reboul et Vidal

1268, de Charpentier, 1282: Il y a 212 kilomètres de Toulouse à Baréges; 176 par voie ferrée jusqu'à Lourdes, et 36 kilomètres, route de terre, de Lourdes à Baréges; de Bayonne, de Bordeaux et de Toulouse, il faut 12 heures, du matin au soir, pour aller à Baréges; de Marseille, de Lyon et de Paris on met 24 heures. En arrivant, une seule rue s'offre aux regards; elle monte de l'ouest à l'est, bordée de deux rangées de maisons d'un aspect agréable. Au haut de la rue, à droite et à gauche, sont l'établissement thermal et l'hôpital militaire; l'hospice civil est plus haut, encadré dans la lisière de la forêt. Toutes ces constructions sont resserrées au fond de la gorge, sur la rive gauche du Bastan, et l'on a utilisé le moindre espace de terrain. La direction réelle de la vallée est de l'est-sud-ouest à l'est-nord-est; elle fait un angle aigu avec l'axe de la chaîne, qui va de l'ouest-nord-ouest à l'est-sud-est.

Au sud s'élève le pic d'Ayré, d'Eyré ou de Leyré, dont la base est couverte par une belle forêt de hêtres, où les baigneurs peuvent faire de délicieuses promenades. Le pic d'Ayré, d'après Monge et Darcet, a une hauteur de 1189 mètres au-dessus de Baréges, altitude absolue : 2,421 mètres; la carte de l'état-major porte 2,418; il y a donc concordance absolue entre ces calculs faits, à 50 ans de date. Sa crête, reliée au massif majestueux du Néouvicille, est isolée, du côté de la vallée de Baréges, par deux ravins; l'un, au-dessus, est celui du Lienz; l'autre, au-dessous, est celui de la Justé; ils sont tous deux tributaires du Bastan sur sa rive gauche. Plus près, et immédiatement au-dessous de Baréges, un éboulis de la montagne donne naissance à un ruisseau qui, lors des orages ou des grandes pluies, devient tout à coup un torrent impétueux qui désagrége et entraîne les terrains où son lit se creuse, et roule des flots de boue et des rochers énormes. La route est fréquemment obstruée par ces débordements, et, tous les ans, il est plusieurs fois nécessaire de la rétablir et de réparer les dégâts causés par le *Rioulet.*

Le côté nord de la vallée est formé par une montagne entièrement dénudée qui porte, à cent mètres au-dessus de la rive droite du Bástan, des plateaux ou terrasses que nous étudierons plus loin. Au-dessus des plateaux, la montagne s'élève abrupte, à pentes roides, jusqu'à 1200 mètres de hauteur. Cette crête se relie au nord-est avec le pic du midi de Bigorre. Les flancs de cette chaîne sont ravinés par les eaux, et des sillons peu profonds séparent les plateaux les uns des autres; c'est par ces sillons que descendent sur Baréges les désastreuses avalanches qui l'ont ruiné si souvent.

La gorge de Baréges se termine à l'est, à une distance de 10 kilomètres, au col du Tourmalet, qui la sépare du bassin de l'Adour. La route thermale n° 2 a été ouverte en 1865; elle fait communiquer Baréges avec Bagnères de Bigorre par le Tourmalet et les vallées de Gripp et de Campan : la distance est de 39 kilomètres, que l'on franchit en voiture en 6 heures, en traversant tour à tour de splendides horreurs et des sites délicieux. Cette belle route a été construite par M. Celler, ingénieur très-distingué.

La position géographique de Baréges est par : 42°,54', 25" de latitude boréale et 2°,16',60" de longitude ouest.

La hauteur de Luz (seuil de l'église) est à 685 mètres et celle du col du Tourmalet à 2,122 mètres; elle est portée à

2,177 par l'*Annuaire du bureau des longitudes*; mais les dégradations progressives du terrain et la tranchée faite pour la route ont beaucoup abaissé le niveau actuel du passage; différence entre Luz et Baréges, 547 mètres; entre Baréges et le Tourmalet 890 mètres; entre Luz et le Tourmalet 1437 mètres.

Voici, en outre, la longitude et la latitude de certaines élévations voisines de Baréges. Pic du midi de Bigorre, à 15 kilomètres à l'est-nord-est : 42°,56′ et 2°,12′; Montaigu, à 10 kilomètres au nord de Baréges : 43° et 2°,12′; Néou-vieille, 12 kilomètres au sud : 42°,50′ et 2°,13′; Tourmalet, à 10 kilomètres à l'est : 42°,53′ et 2°,10′.

Autrefois, tout le pays compris entre Baréges, Pierrefitte et Gavarnie constituait une vallée fermée, presque inaccessible, dépendant de Lavedan, mais ayant un gouvernement séparé, dont le siége était à Luz. Cette vallée est bornée à l'est par les vallées de Campan et d'Aure; au sud par celle de Brotou, en Aragon; à l'ouest par les montagnes de Cauterets, et au nord par la vallée d'Argelès ou du Lavedan; elle portait le nom de Baréges, qu'on écrivait *Baretgi*, et la station thermale actuelle a pris le nom de la contrée dont elle n'est qu'une dépendance très-restreinte. Tout le pays comprenait 4 *vics* ou cantons, et 17 paroisses.

A présent Luz est un chef-lieu de canton de l'arrondissement d'Argelès, et Baréges est une annexe de la commune de Betpoucy, village situé sur les flancs de la montagne, à moitié chemin à gauche de Baréges à Luz. On doit donc appeler vallée de Baréges celle qui s'étend de Gavarnie à Pierrefitte, en y comprenant tous les gaves affluents, dont le plus considérable est le Bastan, qui passe à Baréges.

L'importance croissante du bourg de Baréges va le faire constituer en commune.

La vallée formait autrefois une petite république indépendante, et les fiers montagnards n'acceptaient point des lois qu'on ne pouvait guère leur imposer par la difficulté de pénétrer chez eux et de les réduire.

Il n'y avait que trois accès possibles pour arriver dans cette région, dont le nom celte signifie : *caché, fermé* ; par Gavarnie en venant d'Espagne, c'est là qu'est la brèche de Roland, souvenir légendaire du neveu de Charlemagne et du passage de son armée dans ces gorges où elle éprouva une épouvantable défaite ; l'autre porte est celle de France, par le défilé de Pierrefitte, passage dangereux et facile à défendre ; enfin le col du Tourmalet qui, malgré son élévation, offrait le moyen le plus commode pour pénétrer dans la vallée à pied, à cheval ou en litière, avant que les routes fussent ouvertes. C'est par là que les baigneurs arrivaient à Baréges au premier temps de sa renommée ; c'est par là que madame de Maintenon, en 1675, conduisit le duc du Maine, pour obtenir, sur les indications de Fagon, une guérison inespérée, qui fonda la célébrité de ces thermes. C'est cette difficulté d'accès qui a empêché les eaux de Baréges d'être connues plus tôt. Aujourd'hui on y arrive commodément en diligence, en calèche ; bientôt l'on viendra en chemin de fer jusqu'à Pierrefitte, et la locomotive sifflera dans ces sites isolés du monde entier il y a à peine cent ans.

La vallée de Baréges a toujours communiqué plus facilement avec l'Espagne qu'avec la France, et ses habitants ont une certaine analogie avec les Espagnols et principalement avec les Arabes, dont l'invasion a laissé chez eux une empreinte ineffaçable.

L'histoire de la vallée de Baréges est peu connue ; on n'y rencontre aucun vestige de la domination romaine.

Ce qu'on sait, c'est que les montagnards, d'origine celto-ibérienne, qui l'habitaient, furent souvent en guerre avec leurs voisins et luttèrent avec succès contre les Espagnols, les Bigourdins et les Anglais, dont le joug leur fut imposé par le traité de Brétigny, et qu'ils chassèrent en 1369.

Les Barrégeois avaient un château fort dont on voit les ruines pittoresques à Sainte-Marie, près Luz, et une tour, nommée des Echelles, qui servait à défendre le passage du sud au-dessus de Saint-Sauveur.

Les Templiers fondèrent une commanderie à Gavarnie et une église à Luz, qui est un des plus curieux spécimens de l'art approprié à cette célèbre compagnie de prêtres-guerriers.

Les habitants de la vallée de Baréges s'étaient donné des lois et des coutumes particulières. Les privilèges de la vallée de Baréges lui furent concédés par Charles, fils du roi de France, le 13 février 1319, et confirmés par Centot, comte de Bigorre, le 20 décembre 1404. Ils se vantaient de n'obéir à personne, et le prouvèrent maintes fois ; ils eurent aussi la sagesse de ne pas se mêler aux guerres de religion qui ensanglantèrent les Pyrénées. Leur seul préjugé fut de poursuivre de préventions et de persécutions la race des *cagots*, dont l'origine, plutôt que les maladies supposées, étaient un objet de répulsion pour tous. Ces cagots étaient les descendants des anciens envahisseurs du pays et surtout des Sarrasins prisonniers ou déserteurs.

Quant à la découverte des sources thermales de Baréges et de leur valeur curative, elle est relativement récente. Les anciens documents n'en font point mention ; ce n'est que vers 1500 que les habitants du pays essayèrent d'en faire usage, et ce n'est que cent ans plus tard que les étrangers commencèrent à les fréquenter.

M. Bascle de Lagréze, conseiller à Pau, donne les renseignements suivants sur l'histoire des thermes de Baréges :

En 1500, il n'existait à Baréges qu'un grand bain public (piscine ou bassin découvert) et des cabanes rustiques ; un incendie les dévora. En 1550, un établissement plus commode fut élevé (piscine couverte), mais réservé aux seuls Baresgeois, qui ne laissaient baigner les étrangers qu'après eux.

1570, construction du bain de *Labatsare*, premier bain particulier.

1578. On bâtit une maison commune et une chapelle.

1619. La vallée devient propriétaire de Baréges.

1630. On construit un grand et un petit bain (piscines voûtées).

1670. Première analyse des eaux par Duclos, communiquée à l'Académie royale de Paris. La célébrité de Baréges commence à se répandre. Il y a juste 200 ans que la science s'en occupe.

1675. Après la cure du duc du Maine, on donne son nom à un nouveau bain, et l'on décide la création d'un hôpital militaire.

1679, le marquis de Louvois était à Baréges ; en 1702, on y voyait la princesse des Ursins.

1703. Institution des baignoires.

1765. Cure du maréchal de Richelieu.

1774. Il y avait à Baréges 54 maisons malsaines et mal meublées. Après l'ouverture de la route de Pierrefitte, la prospérité de ce lieu devient croissante.

1786. Le cardinal de Rohan donne sur le *Sopha*, à l'héritage à Colas, une fête splendide imitée de celle offerte en 1762, par M. de Vérac à la belle Mme de Roncherolles. Vers la même époque, un parvenu fit couler dans le *Rioulet* des flots incandescents au moyen de quelques barils d'alcool enflammé. Dussaulx, à qui nous empruntons ces derniers détails, caractérise de la façon suivante la société qu'il avait rencontrée à Baréges : « Je vis des prélats sans hauteur, des nobles sans orgueil, des guerriers sans rudesse, et même des princesses aussi honnêtes que de simples bourgeoises. »

1807. La reine Hortense, qui prenait les eaux à Saint-Sauveur, vint sans doute à Baréges, mais il n'est fait mention nulle part de cette visite.

1823. La duchesse d'Angoulême, montant de Luz à Baréges, donna 500 francs aux sous-officiers et soldats qui faisaient usage des eaux. Le 10 juillet, un banquet réunit tous ces braves, couverts pour la plupart de nobles blessures. La table était mise sur la petite place du haut Baréges, et là plus franche gaîté, les chants joyeux, les vivats, les devises, les illuminations, gravèrent cette journée dans la mémoire des nombreux spectateurs qui purent en jouir.

1839. La famille d'Orléans était à Luz, et les princes gravirent le pic du Midi par une route qui fut pratiquée pour eux et baptisée du nom de Nemours.

1859. Le 9 septembre, l'impératrice Eugénie et l'empereur Napoléon III s'arrêtent à Baréges, en faisant l'ascension du Pic. C'est de cette visite que datent la transformation des établissements publics et les améliorations récentes du pays.

1864. Les nouveaux thermes et l'hôpital sont terminés.

Si l'on veut des documents plus étendus sur l'histoire particulière de la vallée, il faut consulter les *Coutumes de la Bigorre*, manuscrit en 25 volumes déposé à la bibliothèque de Tarbes et les archives très-curieuses de la commune de Luz.

Divers ouvrages contiennent aussi des renseignements précieux. En premier lieu, *Les commentaires de la coutume de Baréges*, publiés en 1760, par M. Noguès, avocat au Parlement, et aussi *Les explications des coutumes de la vallée de Baréges et des six vallées du Lavedan,* etc., par le même M° Marie Germain-Noguès, alors conseiller et procureur du roi au siége consulaire de Baréges.

On y voit que, dans la vallée de Baréges, les aînés ou *aînées,* sans distinction de sexe, pouvaient hériter des biens *avitins* et de souche, sous la réserve de la légitime pour les autres enfants. A la suite de réclamations nombreuses, surtout de la part des *nobles,* qui prétendaient avoir la liberté de disposer de leurs biens, suivant la loi romaine, le Parlement de Toulouse envoya, en 1766, deux commissaires chargés de réviser et modifier lesdites coutumes , surtout à l'égard du privilége d'hérédité que les filles aînées possédaient de toute antiquité.

M. Couaraze de Laa, professeur au lycée de Tarbes (*Bulletin de la société académique des Hautes-Pyrénées,* 6° année, 1862), dans ses chants du Béarn et de la Bigorre, nous a conservé une chanson, en langue du pays, qui peint naïvement la désolation des victimes de la nouvelle loi.

Voici la traduction des deux premiers couplets.

Grande douleur au Lavedan
La coutume va changer.
Si le bourreau de Pau
Avait fait faire le *saut,*
Ou si quelque mauvaise brume
Avait pu étouffer
Le premier qui parla
De refaire la coutume.

Maudite la mère qui l'a enfanté,
Ou qui a été la cause
De ce changement
Dit du Parlement !
S'écrient celles de Baréges.
En dépit des parents,
On choisissait les maris ;
Grand Dieu ! quel privilége.
     Etc.

Il existe une histoire des institutions de la Bigorre par M. Davezac, une histoire de la féodalité dans les Pyrénées par M. de Lagréze, un itinéraire topographique et historique des Hautes-Pyrénées, un voyage archéologique et historique dans l'ancien comté de Bigorre, par Cénac-Moncaut, Tarbes. Telmon, 1856 ; enfin une histoire religieuse de la Bigorre par G. Bascle de Lagréze. Paris 1863.

Dans ce dernier livre l'on trouve quelques notions sur Saint-Justin, dont l'ermitage était situé près de Baréges, sur un pic qui domine la vallée du Bastan, et sur le sommet duquel on voit encore quelques ruines.

Ce prieuré rural, si retiré, si pauvre, a laissé peu de traces dans les chartes locales : ce n'était qu'une chapelle dépendant de la petite église de Sers. On lit dans un titre du 17 octobre 1561 : « *In sacello, seu capellâ sancti Justini, dicti loci de Sersio.* »

L'ermitage était habité par saint Justin et ses fidèles compagnons, Isique et Phoce, d'après un manuscrit de l'abbaye de Corbie, trouvé par dom Luc d'Acherie ; ce manuscrit très-ancien s'arrête à l'an 420, il y est dit que saint Justin mourut le 1er mai. Voici le texte : *Kalendis maii, Bigorra civitate, depositio sancti Justini, episcopi magni, Isici Phoci.*

Dans l'ouvrage de Grégoire de Tours : *De gloria confessorum,* on trouve la citation suivante : « Infra terminum *Boerretanœ urbis*, in agro *sersiacensi*, sanctus Justinus presbyter quiescit. » Au delà des limites de la *ville ou du pays de Bigorre*, dans le territoire de Sers, repose saint Justin, prêtre.

Voir *Etudes historiques sur Tarbes,* par M. Deville, lues dans la séance du 7 décembre 1859. (*Bulletin de la société académique des Hautes-Pyrénées*, 6e année, nº 2, Tarbes, 1862.)

Enfin, M. Ravenez (*Congrès scientifique de France*, t. 1, p. 393) a cherché à prouver que vers la fin du 1er siècle de l'ère chrétienne, un disciple de saint Clair du nom de Just ou de Justin, fut envoyé dans les Pyrénées pour y fonder le siége épiscopal de Bigorre.

Justin, après avoir lutté contre les ennemis de la foi, fut vaincu par eux et obligé de fuir la persécution. Il trouva un asile dans les hautes montagnes de Baréges ; c'est là qu'il finit ses jours dans l'exil et la prière.

La vallée de Baréges paraît avoir été toujours chère aux anachorètes. Près de Luz existait, il y a peu de temps encore l'ermitage de saint Pierre, qui a été remplacé par la chapelle de *Solférino*, élevée en 1859 par une pieuse souveraine plus émue des malheurs de la guerre que du succès de nos armes.

Dans la cellule de saint Pierre, le dernier solitaire, le père Lombès, écrivit son *Traité de la paix intérieure*.

Les études topographiques et climatériques auxquelles nous allons nous livrer ne concernent que la vallée du Bastan, région très-restreinte, qui s'étend du col du Tourmalet au bassin de Luz, et qui, par son altitude, acquiert un caractère physique et naturel tout particulier, que nous devons mettre en relief, parce que, à nos yeux, il donne à la station thermale de Baréges un cachet spécial d'une haute importance et qui a été négligé jusqu'à présent.

La carte jointe à ce volume contient la portion restreinte du pays que nous allons décrire.

CHAPITRE IV.

Géologie et minéralogie.

Baréges est situé au milieu des terrains primitifs, sur une bande de calcaire inférieur ou azoïque, qui se rattache à l'époque de transition et à l'étage cambrien. Les montagnes qui dominent cette station thermale au sud sont formées de schistes et de granits qui s'élèvent en grandes masses jusqu'aux sommets glacés de Néouvieillé. Les montagnes qui l'encaissent au nord sont des schistes argileux, grossiers, mêlés de grauwaches. Le fond de la vallée est rempli par un terrain de transport très-complexe, venu des deux versants et à travers lequel le Bastan a creusé son lit.

Tel est l'ensemble de cette région fort intéressante, présentant des particularités de détail curieuses, et dont nous allons entreprendre la description. Depuis les progrès récents de la géologie, il n'a pas été fait d'études sérieuses sur cette partie des Pyrénées, et notre éminent confrère de l'académie des sciences de Toulouse, M. Leymerie, n'a pas encore porté ses investigations savantes de ce côté.

Nous avons recueilli quelques données nouvelles dans un travail inédit de M. le docteur Garrigou, qui a exploré la vallée de Baréges au point de vue de la formation de l'ophite, qui, pour lui, n'est qu'une transformation des roches préexistantes par l'intermédiaire des eaux thermo-minérales.

Nous lui laissons le soin de défendre cette thèse avec l'ardeur et le talent qui le caractérisent.

On peut constater aux environs de Baréges le résultat des convulsions successives qui ont donné lieu à la forme actuelle des montagnes ; là se trouvent mélangées, rapprochées, métamorphisées, une foule de roches de formation et de composition bien différentes.

Ainsi, en partant de Luz, et en remontant le cours du Bastan, on a, à droite et à gauche, des montagnes composées de schistes argileux, se détachant en grandes lames, mais dont le grain, la couleur et la consistance friable s'opposent à leur emploi dans les constructions ; on s'en sert pour former des clôtures autour des champs et des habitations. Ces schistes offrent quelques rares empreintes de végétaux, mais pas d'animaux fossiles. La base de ces montagnes et le fond de la vallée sont revêtus d'un terrain de transport très-abondant, produit par l'érosion des sommets, la désagrégation des schistes de la surface et le travail incessant des eaux qui entraînent les débris jusque dans les plaines inférieures.

Après avoir passé Betpouey à droite et Serts à gauche, villages accrochés aux flancs des montagnes, sur des terrasses formées par l'accumulation des terrains éboulés, on rencontre un étranglement au niveau du pic de Saint-Justin. Cet étranglement est formé par un banc de calcaire de transition, qui descend obliquement le long de la rive gauche du Bastan, pour passer ici sur la rive droite, où il se redresse puissamment pour constituer un promontoire élevé, au sommet duquel existaient naguère la chapelle et l'ermitage de saint Justin, premier évêque de Tarbes.

Ce banc de calcaire métamorphique présente des couches alternativement blanches, grises, jaunâtres, ou d'un vert tendre; il est talqueux, doux au toucher, et se débite en lames peu épaisses; ses couches sont fortement redressées, presque verticales, plissées dans certains endroits et comme rubanées; ce marbre est exploité: au-dessus de Baréges existent deux carrières d'où l'on a extrait tous les moellons nécessaires aux diverses constructions du pays.

Ce filon a une direction ouest, 14° nord; à peu près celle de la chaîne des Pyrénées; il part des montagnes qui dominent au sud le Tourmalet, descend le long de la vallée du Bastan, qu'il franchit à Saint-Justin, traverse la gorge de Pierrefitte entre Visos et Saligos, puis passe dans celle de Cauterets, à la hauteur du Limaçon, continue sa route vers l'ouest jusqu'aux Eaux-Bonnes, où l'on a signalé sa présence; il est en stratification discordante avec les schistes sur lesquels il repose.

Quoiqu'on l'ait répété bien souvent, les eaux de Baréges ne sortent point de ce calcaire, ou bien elles ne font que le traverser pour venir de plus loin, à travers les schistes qui forment la base dans laquelle le calcaire n'est qu'un accident. En effet, les sources de Baréges, celle de Barzun et celle de Pointis, improprement appelée *vieux Barégès*, puisque sa découverte est de date récente (les travaux exécutés à Pointis datent de 1855, ils ont été abandonnés depuis) ces sources semblent surgir du banc calcaire; il n'en est pas de même de celles de Saint-Sauveur, de la Hontalade, de Cauterets, de Luchon, etc., qui sortent des schistes.

Si donc les sources thermales de Baréges font exception,

cette exception n'est qu'apparente, et cela tient à la direction du banc calcaire qui vient justement traverser leur gisement d'une façon toute superficielle et sans avoir d'influence sur leur composition ou leur émergence. M. Garrigou prétend que les eaux minérales des Pyrénées sourdent toutes des failles ou des vallées de fracture. Ces failles donnent naissance à des eaux qui varient de composition avec l'orientation des vallées ; les eaux minérales de même classe se présentent toutes dans des failles orientées de la même façon. Ces données confirment géologiquement les faits déjà découverts chimiquement par M. Filhol. M. le docteur Marturé, observateur sagace et savant géologue, pense que les eaux de Baréges sourdent à la jonction du calcaire et des schistes, le calcaire passant au sud de l'émergence. Dans sa visite des galeries où sont situés les Griffons, M. Marturé a vu peu de tapp, mais il a constaté avec surprise un beau gisement de serpentine éruptive.

Si nous continuons notre exploration géologique, nous verrons le nord de la vallée fermé par une haute montagne dont les assises schisteuses s'élèvent jusqu'au sommet. Ces schistes sont plus tourmentés que ceux des environs de Luz ; ils ont été bouleversés et transformés par les convulsions éruptives du voisinage : aussi les trouve-t-on mêlés de roches ferrugineuses, de blocs énormes de grauwaches, matière dure, d'apparence métallique ayant subi une fusion, avec cristallisation en forme d'aiguilles métalliques, le tout d'une couleur gris foncé, ferrugineuse, à reflets brillants ; on y trouve aussi des débris micacés, des cristaux métalliques ou des grenats incrustés dans leur masse, et sans aucune trace de fossiles. La crête de cette montagne se prolonge presque sans interruption jusqu'au pic du Midi; mais là elle change de nature, et elle est presque entièrement constituée par du mica schisté d'un beau jaune doré, terrain primordial cristallophyllin, plus ancien que les schistes azoïques de transition de la vallée de Baréges. A la base du pic du Midi, au-dessus du lac d'Oncet, règne un beau banc de granit dont la présence n'a été signalée que par Lemonnier. On croit généralement que le pic du Midi est entièrement composé de mica schisté, c'est une erreur à rectifier.

Au col du Tourmalet on est sur le terrain de transport, éboulé à l'est et à l'ouest en forme de muraille et servant de ligne de séparation entre le bassin de l'Adour et celui de Baréges. Du Tourmalet, qui semble un pont jeté entre les deux massifs de Néouvieille et du pic du Midi, on saisit parfaitement l'ensemble de la vallée du Bastan, dont la direction est exactement est 19° nord.

Si l'on redescend la vallée par le côté sud, on rencontre un pays plus accidenté qu'au nord ; ici des pics très-élevés, des crêtes très-aiguës, sont séparés par des gorges étroites où grondent des torrents écumeux. Tout ce système orographique se rattache à un nœud gigantesque nommé le massif de Néouvieille, qui porte à son sommet des glaciers et des neiges éternelles. Le Néouvieille, au sud de Baréges, fait, avec le méridien de l'observatoire de Toulouse, un angle à l'ouest de 52°,30′,25″. C'est de ces glaciers que descendent les torrents d'Escoubous ou d'Escougous, de Glaire ou de Lienz, de Bolou ou de la Justé, et de l'Ise, qui forment, à leur naissance, des lacs superposés, une des curiosités de ces sites sauvages. Les vallées de l'Ise, de la

Justé, de Lienz et d'Escoubous, sont formées par le Bergons, le Bolou ou Bugaret, l'Ayré, l'Eredlitz, le Caubères, la Campana, l'Espada, etc., vastes contre-forts qui partent d'un centre commun, comme les rayons d'une immense roue dont le Néouvieille serait le moyeu. La base de ces montagnes et l'entrée des ravins qui les séparent sont recouvertes de vastes éboulements, parmi lesquels domine le granit, dont on voit des blocs erratiques énormes, arrêtés sur les pentes ou encombrant le lit des torrents. Ces granits sont à tous les états de dégradation et de décomposition, tandis que d'autres blocs détachés depuis peu ne sont nullement altérés. Ces granits forment la base des montagnes au sud de Baréges; ils appartiennent à l'époque de soulèvement et doivent être rattachés à la classe des roches actives ou éruptives, qui ont traversé, déplacé les schistes et les calcaires pour donner à la chaîne sa forme et son relief actuels. On rencontre, à divers niveaux, des bandes dans lesquelles le granit fondamental à grain fin et à mica noir, passe à la syénite; on y voit aussi quelques porphyres, mais rares. M. Marturé, au lac d'Escoubous, a trouvé du gneiss et du granit rose. L'amiante est très-commune dans ces régions, surtout dans les grottes du sommet de l'Eredlitz, ainsi qu'une roche encore peu étudiée, d'origine éruptive, de nature basaltique, contenant beaucoup de fer, pouvant être comparée au *trapp* de Norwége et dont quelques blocs roulés se trouvent dans le lit et sur les bords du Bastan.

Les terrains *trappéens*, d'après M. Charpentier, forment une bande parallèle au nord du terrain granitique. Ils sont surtout remarquables, écrit-il, dans la vallée du Bastan, qu'ils suivent à une certaine distance au sud de la rive gauche; traversent la vallée de Luz et passent dans celle de Cauterets.

Enfin l'on retrouve, sur la rive gauche du Bastan, le banc calcaire dont il a déjà été question, superposé au schiste, se confondant parfois avec ses couches métamorphisées et dont les assises sont élevées presque verticalement par l'effort des soulèvements granitiques qui forment la masse imposante du Néouvieille et de ses dépendances.

En résumé la coupe verticale des terrains, au niveau de Baréges, montre comme base les schistes grossiers, azoïques, fracturés pour constituer la vallée, se relevant en grandes masses homogènes pour former le versant de la rive droite et les terrains inférieurs de la rive gauche; sur ceux-ci un calcaire marmoréen, de transition, courant en bande étroite dans une direction un peu oblique par rapport à celle de la vallée, et la coupant à Saint-Justin ; les massifs les plus élevés de la rive gauche, constitués par un granit provenant du soulèvement général des terrains et cause du redressement et du plissement des couches stratifiées avant son invasion. Enfin tout le fond de la vallée et le flanc des montagnes sont recouverts par un terrain meuble, mobile, composé de débris de toute sorte, terreux, arénacés, minéraux et rocheux; arrachés aux pentes et aux crêtes environnantes, amassé par les eaux, érodé et entraîné incessamment par elles. Nous parlerons plus longuement de ce diluvium à l'article *Hydrologie*.

Les minéraux que l'on rencontre dans la vallée de Baréges sont, dans les schistes : les grenats, micas dorés, amphiboles, macles, pyrites de fer, et dans les terrains gra-

nitiques : tourmaline, feldspath orthose, mica noir, anda-
lousite prismatique, quartz hyalin, fer arsenical, plomb sul-
furé argentifère, pyrite de cuivre, amiante, etc. Parmi les
blocs roulés du lit de Bastan on en trouve de fort gros,
composés de quartz blanc laiteux et de quartz lydien ou
pierre de touche. Certains blocs de granit, plus abondants
dans les vallées supérieures d'Escoubous et de Lienz, présentent une singularité très-remarquable et peu étudiée.
Leurs surfaces sont chargées de bandes saillantes, de la
même matière que la roche, qui font corps avec elle et qui
se croisent dans tous les sens. Ramond les avait signalées
dans cette région sans les expliquer. M. Marturé, qui les a
observées avec moi, pense que ce sont des impressions produites par le contact de surfaces inégales, quand le corps
était en fusion. Mon collègue, le docteur Gustave Dufour,
croit que l'action de l'eau n'est pas étrangère à ces inéga-
lités de surface. Pour moi, l'aspect de ces roches striées, ré-
ticulées avec une certaine régularité, m'a fait penser que
les bandes saillantes étaient formées de parties cristallines
plus résistantes, tandis que les dépressions qui les séparent,
constituées par des couches moins parfaites, ont été enle-
vées par la décomposition à laquelle sont sujettes les roches
exposées à l'air et aux viscissitudes météorologiques.
M. Leymerie, que j'ai interrogé à ce sujet, est du même
avis, ce qui tranche la question.

Comme nous consacrerons un chapitre spécial aux eaux
minérales nous ne dirons ici qu'un mot de leur émergence.
A Baréges, comme dans toutes les autres stations thermales
sulfureuses des Pyrénées, les eaux surgissent au contact
des roches massives et éruptives avec les terrains passifs et

stratifiés qu'elles ont soulevés. Cette coïncidence, partout
vérifiée, rattache l'origine des sources au soulèvement
de la chaîne et au mouvement d'ascension et de disloca-
tion de la croûte solide du globe terrestre ; c'est donc
avec raison qu'on a comparé les sources thermales à des
éruptions volcaniques constantes, à des déjections qui prennent leur origine dans les profondeurs du sol, près ou dans
les matières en fusion qui forment le noyau de la terre ; soit
que les eaux de la surface puissent filtrer jusqu'à ces régions pour y dissoudre les matériaux de leur minéralisation,
soit qu'elles se forment de toutes pièces par la condensation
des vapeurs émises par le foyer central.

Les sources minérales peuvent être considérées comme
des éruptions volcaniques qui se font par les fissures de la
croûte terrestre et procurent, par ces soupapes naturelles,
une dérivation utile aux produits liquides et gazeux du
centre incandescent du globe.

C'est là une hypothèse qui explique tous les phénomènes
et qui est confirmée par toutes les observations faites sur
les éruptions anciennes ou récentes de matières sous divers états.

Ainsi, dans les faits singuliers dont la baie de Santorin a
été le théâtre en 1866, l'éruption a été suivie pas à pas par
diverses commissions scientifiques, qui ont étudié de près
les procédés de la nature pour la prendre sur le fait. Il y a
eu rejet de matériaux en fusion, de vapeurs diverses, de
gaz variés, de liquides tenant en dissolution la soude, la
potasse, le chlorure de sodium, des sulfures, et laissant dégager de l'azote et de l'acide sulfhydrique. N'est-ce pas là la
composition de nos eaux sulfureuses thermales et ne sor-

tent-elles pas de toutes pièces des entrailles de la terre, de ce vaste alambic dont le sol qui nous supporte n'est que l'enveloppe fragile? (Voir pour plus de détails la *Revue des Deux-Mondes*, année 1866.)

Quoi qu'il en soit, on a remarqué que les eaux minérales qui sourdent vers les parties élevées de la chaîne sont les plus concentrées et les plus puissantes, comme si elles étaient plus rapprochés de leur lieu d'émission que celles qui coulent à la base des montagnes, où l'épaisseur de la couche des terrains à traverser est sans doute plus grande que dans les sommets. Ce serait là encore une explication de la supériorité absolue des eaux de Baréges sur ses congénères connues.

L'émergence des eaux de Baréges a lieu à travers la couche de terrain de transport qui remplit le fond de la vallée; il a fallu, pour qu'elles arrivassent à fleur du sol, que le Bastan déblayât peu à peu l'emplacement qu'elles occupaient, ce qu'il n'a pu faire qu'en creusant son lit dans les masses éboulées qui ont dissimulé la présence des sources pendant des siècles : aussi n'est-ce qu'à une époque peu éloignée que ces eaux ont été découvertes, et leur réputation ne s'est propagée que lentement à cause des difficultés qui existaient pour arriver jusqu'à elles.

Les travaux auxquels on s'est livré pour fonder l'établissement actuel, le captage nouveau des sources, ont permis de constater que les eaux naissent à travers une bande de terrain durci par l'agglutination des terres et des débris au contact prolongé de l'eau minérale; il s'est formé là un travertin particulier nommé *tapp* par les ingénieurs des mines, et qui mériterait d'être étudié avec soin. Ce conglo-

mérat n'est pas tellement solide qu'on n'ait eu de vives ap-
préhensions sur la conservation des eaux par suite des travaux entrepris.

M. l'ingénieur Peslin a montré dans cette circonstance
une habileté et une audace couronnées d'un plein succès. Il
a attaqué et creusé le tapp pour réunir les naissants épars,
il a formé une espèce de cuvette autour de laquelle il a
construit, pour chaque source, un tambour terminé par
un tube d'ascension communiquant avec un réservoir situé
plus haut que les anciens réservoirs; par ce moyen il a augmenté le débit des sources et la chute des douches.

On n'a pas craint de faire jouer les mines dans les blocs
de granit qui encombraient l'emplacement des bains, et ces
secousses n'ont eu aucun fâcheux résultat, ce qui permet
d'espérer que, malgré la mobilité du sol, on n'a rien à
craindre pour l'avenir de Baréges, à moins d'un cataclysme
considérable.

Pour se faire une idée de la formation de la gorge du
Bastan, telle que nous la voyons aujourd'hui, on peut con-
sidérer les divers phénomènes géologiques qui se sont succédé dans l'ordre suivant :

1° Soulèvement des terrains primordiaux pour former le
relief pyrénéen, constitué au sud de Baréges, c'est-à-dire
vers le centre de la chaîne, par les granits actifs ou érup-
tifs en grandes masses plus ou moins disloquées; au nord
de Baréges se sont accumulés les terrains stratifiés primordiaux soulevés; ce sont des schistes azoïques du terrain de
transition et des micas schistes plus anciens qui leur sont
superposés; entre ces deux terrains, formation d'une
fissure dans laquelle s'est déposé un banc de calcaire tal-

queux, verdâtre, appartenant aussi au terrain de transition.

2° Fracture violente, contemporaine d'un dernier soulèvement, ayant creusé la vallée du Bastan et déplacé le banc
calcaire de façon à faire prendre à ses assises une direction
presque verticale. Peu à peu, par l'effet des eaux, de l'air et
du temps, par la fonte des glaciers qui couvraient cette région (1), par l'action des phènomènes météorologiques
puissamment modifiés, les débris arrachés aux pentes tributaires de la vallée comblèrent en partie la dépression qu'elle
forme ; cette accumulation progressive de terres et de
rochers s'est arrêtée à une certaine hauteur, qu'il est possible de bien déterminer encore aujourd'hui par l'existence
des plateaux placés en corniche sur les deux versants des
montagnes, à environ 100 mètres du fond actuel.

Ces plateaux des deux rives se rejoignaient autrefois, ce
qui est rendu évident par la concordance de leurs niveaux ;
ils constituaient alors une petite plaine, qui descendait du
Tourmalet jusqu'à Saint-Justin et remontait les vallées latérales de Lienz et d'Escoubous.

Par suite du boisement spontané des montagnes, les débris
cessèrent de s'accumuler, les sommets ne fournirent plus
de matériaux et les choses restèrent longtemps dans cet état.

3° Cependant, peu à peu, le torrent creusa son lit de
plus en plus profond dans les terres meubles sur lesquelles
il coulait. C'est alors que commence l'époque actuelle ou

____

(1) M. Ch. Martins a décrit, en 1868, l'ancien glacier d'Argelès.
MM. Elie de Beaumont et Leymerie ont protesté contre cette théorie de
l'extension des glaciers ; cependant M. Martins a découvert dans la
vallée du Bastan des moraines incontestables et des roches striées.

historique; les plateaux furent séparés de l'est à l'ouest par un ravin qui, chaque année, alla en s'élargissant, et le Bastan, érodant sans cesse le fond du thalweg, délayant les terres, roulant les roches, arriva au point où nous le voyons aujourd'hui, continuant sous nos yeux son travail de destruction. Ce qui est vrai pour le Bastan l'est aussi pour les torrents latéraux de la vallée. Les eaux ont creusé aussi leurs gouttières sur les flancs des montagnes et ont divisé les corniches en plusieurs petits plateaux, plus accentués sur la rive droite que sur la rive gauche. Nous avons expliqué la formation de ces plateaux, mais leur existence est menacée et leur persistance ne peut être espérée que si l'on vient au secours de la nature, en consolidant et protégeant cette œuvre éphémère.

Cette action érosive des eaux, que nous venons de signaler, est augmentée par des cataclysmes périodiques, dus tantôt aux avalanches qui s'abattent assez régulièrement par les gouttières latérales dans le fond de la vallée, tantôt aux débordements du Bastan, causés par l'irruption des eaux contenues dans les lacs supérieurs, tantôt aux tremblements de terre, heureusement fort rares. Ces événements sont un danger sans cesse menaçant pour cette contrée, qui s'est constituée par un bouleversement et qu'un cataclysme nouveau peut détruire.

Un affreux débordement a eu lieu en 1787; le récit qu'en a fait M. de Laurières, ancien commandant de place à Baréges, nous a été conservé par Dussaulx. Nous y reviendrons au chapitre de l'hydrologie, ainsi que sur les moyens propres à retenir les terres et à conjurer les désastres qui menacent Baréges.

[illegible]

CHAPITRE V.

Hydrologie.

Le Bastan prend sa source au pied du Tourmalet; il commence à couler à une altitude de 2,000 mètres, et se jette à Luz dans le Gave de Pau, à 700 mètres au-dessus du niveau de la mer. La route du Tourmalet à Luz étant de 16 kilomètres, si l'on retranche 3 kilomètres pour les détours qu'elle fait, on aura 13 kilomètres parcourus par le Bastan, de sa source à son confluent, avec une différence de niveau de 1300 mètres; la pente, ou la chute moyenne du torrent, est donc de 1 décimètre par mètre, ce qui est énorme. Le volume des eaux est très-variable; il peut être évalué, en moyenne, à 30 ou 40 mètres cubes par seconde. La vitesse du courant est en général de 9 kilomètres à l'heure, 150 mètres par minute, 2 mètres 50 par seconde; c'est-à-dire qu'un flotteur quelconque irait du Tourmalet à Luz en une heure et demie, s'il n'était arrêté par les mille obstacles qui obstruent le lit du torrent, et de Baréges à Luz en quarante minutes, aussi vite qu'un cheval au trot, trois fois plus vite qu'un homme à pied.

Le Bastan est alimenté par plusieurs sources, dont trois principales. Deux d'entre elles sont très-rapprochées et situées au sud-est du cirque du Tourmalet, au pied des pics de l'Espade et de Campana; elles sont contournées par la route thermale n° 2, qui va à Bagnères; la troisième source vient du nord par une gorge étroite, coupée à pic, au-dessous des cabanes de *Thou* ; elle n'a aucune communication apparente avec le lac d'Oncet, situé à une altitude plus élevée de 200 mètres, à moins qu'il n'y ait quelque émissaire souterrain, ce qui est possible mais difficile à vérifier ; en réalité les eaux du lac d'Oncet n'ont aucune issue à ciel ouvert.

Le Bastan reçoit dans son cours plusieurs affluents ; ceux de la rive gauche sont les moins nombreux et les plus considérables ; ils sont alimentés par les glaciers et les lacs que le Néouvieille porte sur ses flancs. Ce sont, en commençant à l'est, l'*Escoubous*, qui tombe dans le Bastan à 4 kilomètres au-dessus de Baréges ; le torrent de *Glaire*, qui descend la vallée de Lienz et se jette dans le Bastan à 750 mètres au-dessus de Baréges ; le *Rioulet*, issu d'un arrachement de l'Ayré, mince filet d'eau en temps ordinaire, torrent impétueux à l'époque des orages, qui couvrent de débris et de rocs amoncelés son lit dévasté. Plusieurs autres *rioulets*, dont l'existence ne se révèle que par les crues subites dans les grandes pluies, existent sur la rive gauche, jusqu'au moulin près de Betpouey, où se jette le *Boulou*, qui vient de la vallée de la Justé, à moitié chemin de Baréges à Luz ; enfin à Luz même l'*Ise* se jette, près du Bastan, dans le gave de Gavarnie ou de Pau.

Sur la rive droite les affluents sont plus nombreux ; ce sont de minces ruisseaux, qui ont raviné les flancs de la montagne ; leurs eaux sont employées aux irrigations des plateaux. En partant du Tourmalet et suivant l'ancienne route, l'on rencontre, à droite, d'abord le *Montaquéou*, puis le *Riomajou*, qui précède le premier plateau, nommé *Piey* ;

puis le *Trindariou*, qui sépare le plateau de ce nom du précédent ; puis le *Riomau*, entre le 2ᵉ plateau et le 3ᵉ appelé *Souriche* : ce plateau était autrefois divisé en deux par un ravin nommé *Aygat*, qui est à peu près comblé, et dont les eaux viennent tomber au-dessus de Baréges près du pont. Après Souriche viennent les ruisseaux de *Midau* d'en haut et *Midau* d'en bas, qui limitent le plateau de *Couratgé* ; le premier tombe au centre de Baréges, le deuxième au-dessous du bourg ; ils servent de chemin aux avalanches, qui menacent sans cesse cette partie de la localité et qui ne permettent pas d'y élever des constructions permanentes. Le dernier cours d'eau, après le 5ᵉ plateau, descend au-dessous du pont de Suarès et prend le nom de *Lydts* ; il a déjà détruit en partie l'établissement Barzun, situé dans sa direction, au bord du Bastan, et mal défendu contre les puissants ennemis qui l'environnent.

Après avoir doublé le cap de Saint-Justin, on rencontre le torrent de *Sers*, qui est le plus considérable des affluents de la rive droite.

Les plateaux dont nous venons de parler sont les témoins irrécusables d'un état topographique de la vallée bien différent de celui d'aujourd'hui. Sur la rive gauche ces témoins sont plus effacés ; mais cependant l'emplacement de la pépinière et celui si pittoresque, si ombragé, qu'on nomme l'*Héritage à Colas* et qui servent de promenades de prédilection aux baigneurs de Baréges, attestent que, de ce côté aussi, existent les vestiges symétriques d'un plan horizontal qui formait autrefois le fond de la vallée.

Le terrain de transport se remarque encore au-dessus des plateaux, du côté de l'Ayré et sur les flancs de Labats-

Blancs, où il forme des assises ou des gradins parallèles, qui ne sont peut-être que les restes de terrains s'étendant d'une montagne à l'autre et nivelant le pays ; plus haut enfin le roc se montre à nu et complétement dépouillé.

Le Rioulet a creusé ses berges dans ces débris amoncelés qu'il désagrége sans cesse. Tous les ans, lors des grandes pluies, les eaux arrachent de nouveaux lambeaux de terre, de nouveaux rochers sur les flancs escarpés de l'entonnoir où elles s'épanchent. Il existe un goulot formé par le banc calcaire qui traverse le Rioulet. M. Cavaroz, inspecteur des forêts, a tenté, non sans succès, de former des digues superposées pour arrêter les débris ; les boisements, les gazonnements des pentes, les palissades, les pavages sont également employés pour s'opposer aux ruines des parties supérieures de l'arrachement ; ces divers moyens combinés ont donné jusqu'à présent d'excellents résultats. Au-dessous du rétrécissement naturel formé par la roche calcaire, les détritus rocheux s'étendent en un vaste éventail sur les prairies et sur la route jusqu'aux bords du Bastan.

Cette accumulation de roches roulées donne aux abords de Baréges un aspect de désolation qui n'est pas encourageant.

Sur la route de Bagnères, en remontant la rive gauche, près des carrières de marbre, on voit des cascades qui proviennent dès dérivations du torrent de Glaire employées aux irrigations des prairies.

Deux autres ruisseaux, le *Mouré* et le *Millet*, dont on se préoccupait beaucoup autrefois, descendent de l'Ayré sur Baréges ; mais le boisement plus complet de la montagne a diminué les masses d'eau qui s'écoulaient par ces ravins. Leurs débordements ne sont plus à craindre et la digue de la Madeleine, construite par ordre de Louvois, en 1676, pour protéger les sources thermales contre les ravages du Mouré, n'a plus de but actuellement, si ce n'est de servir de piédestal à l'hospice Ste-Eugénie. Ces ruisseaux devenus souterrains fournissent une eau fraîche et limpide due aux infiltrations de la forêt; ce sont de véritables sources qui servent aux usages domestiques d'une grande partie des habitants. Le Mouré est utilisé pour les besoins de l'hôpital civil et alimente les fontaines placées autour de l'établissement thermal : cette eau est très-pure et très-recherchée. Le Millet donne de l'eau aux hôtels de l'Europe et de France, et aux maisons situées de ce côté de la rue. La fontaine placée près de l'hôtel Richelieu fournit de l'eau du Bastan. A l'hôpital militaire on reçoit une prise d'eau du torrent, et il serait facile de s'approprier les eaux qui coulent dans le promenoir, et qui sont des dérivations de l'Aygat et des sources qui naissent à la base du plateau de Souriche.

Nous allons étudier la valeur comparative des eaux dont on fait usage à Baréges. Pour cela nous aurons recours à l'excellente étude qu'en a faite en 1865 M. Péhéaa, pharmacien militaire, déjà connu par des travaux hydrologiques importants et dont les expériences peuvent être acceptées en toute sécurité.

M. Péhéaa a analysé l'eau du Bastan, l'eau des deux sources qui coulent dans le jardin de l'hôpital militaire, et l'eau de la borne-fontaine située au pied de la rampe vis-à-vis les piscines; il a réuni dans un tableau, que nous reproduisons ci-dessous, les divers résultats de ses recherches.

	BASTAN.	BORNE-FONTAINE près des piscines;	SOURCE du jardin de l'hôpital militaire.	SOURCE des Noisetiers.	OBSERVAT.
Température le 17 juillet. . . .	14°	9°,5	15°,5	17°,6	
Saveur.	vive et froide.	vive et très-froide.	vive et froide.	vive et assez froide.	
Réaction.	nulle.	nulle.	nulle.	nulle.	
Degré hydrotimétrique.	4	7	11	13,2	
Acide carbonique	0lit.,0005	»	0lit.,0005	0lit.,0010	
Carbon. de chaux	0gr.,0339	0gr.,0494	0gr.,0854	0gr.,1030	
Sulfate de chaux	»	0 ,0140	0 ,0098	0 ,0111	
Chlorure de calcium.	0 ,0068	0 ,0135	0 ,0216	0 ,0239	
Chlorure de magnésium. . . .	traces.	traces.	traces.	0 ,0012	
Silicate de soude	faible quantité.	quantité sensible	quantité sensible.	faible quantité.	
Oxyde de fer. . .	traces.	traces.	traces.	traces.	
Alumine.	traces notables.	quantité notable	quantité notable.	quantité notable.	
	} 0,0193	} 0,330	} 0,0432	} 0,0258	
Matières organiques.	traces.	traces.	tr. très-sensibles	traces.	
	0,060	0,110	0,160	0,165	

Température de l'air extérieur la 17 juillet, 15°,5.

Ce tableau est fort intéressant; c'est la première fois qu'il est permis de se rendre compte de la valeur hygiénique, absolue et comparative, des eaux employées à Baréges ; les sources thermales avaient jusqu'à ce jour absorbé l'attention des observateurs compétents.

Pour les usages de l'hôpital militaire, où l'on n'emploie que l'eau du Bastan, M. Péhéaa n'hésite pas à conseiller l'eau qui coule dans le promenoir ; elle servirait à la boisson, à la préparation des aliments et des tisanes, l'eau du Bastan serait réservée au lavage du linge, emploi qu'elle a déjà et auquel sa composition chimique se prête admirablement en permettant de réaliser une notable économie de savon. L'eau de la borne-fontaine serait négligée comme étant trop pure et ne contenant pas assez de sels fixés pour une eau potable salubre.

Nous n'approuvons pas toutes ces conclusions.

L'eau du Bastan a une température très-variable ; elle suit avec régularité la température de l'air. Nous l'avons mesurée bien des fois, et nos observations sont consignées dans un tableau qui contient des expériences diverses dont nous nous servirons plus loin.

La température du Bastan varie depuis 5° minimum à 15° maximum, moyenne 10°, pendant les mois d'été ; il en est de même de l'eau qui coule dans le promenoir.

L'eau du Bastan est souvent très-boueuse, lors des pluies, des orages ; pendant la fonte des neiges elle a une composition chimique qui la rend impropre aux usages alimentaires ; son degré hydrotimétrique est très-faible ; il faut donc la proscrire et la réserver pour la buanderie, les lavages, les arrosages, les ablutions, les bains de propreté, l'irrigation continue des fosses d'aisances, etc. Ces divers services exigent une grande quantité d'eau. Le Bastan peut fournir tout ce qu'on lui demandera ; il suffira de pratiquer une saignée peu éloignée, pour conduire l'eau jusqu'au deuxième étage de l'hôpital militaire.

L'eau du Bastan est trop pure ; elle ne contient ni air ni oxygène, à cause de l'altitude, qui ne permet pas qu'elle retienne ces gaz ; son degré hydrotimétrique est faible et son résidu très-léger ; ses variations de température, de limpidité, doivent la faire rejeter : nous sommes d'accord avec M. Péhéaa sur ce point. M. Filhol, dans ses divers voyages à Baréges, préoccupé des conditions chimiques des eaux potables, s'est demandé pourquoi les eaux ne contenaient point de traces de potasse alors que tous les terrains de la surface du pays sont à base de potasse ; on pourrait répondre, je crois, que les eaux coulant très-rapidement n'ont pas le temps de dissoudre les sels des roches qu'elles effleurent à peine, et d'ailleurs leur température, ordinairement très-basse, rend ces dissolutions encore plus difficiles dans un aussi court trajet.

Quant aux eaux du promenoir, ce ne sont pas de véritables sources ; elles sont dérivées des ravins supérieurs et utilisées pour les irrigations des plateaux, elles ont lavé les terres et coulé dans des canaux à découvert, après s'être chargées de matières salines et organiques; elles sont d'une température assez élevée, ce qui les rend désagréables à boire en été, seule saison pendant laquelle on en ferait usage. On pourrait réserver ces eaux pour la cuisine et la pharmacie; elles sont aptes, par leurs principes minéralisateurs, à être employées pour la préparation des aliments et des tisanes et fourniront de cette manière l'appoint nécessaire à la bonne composition des liquides ingérés.

Pour la boisson proprement dite, c'est-à-dire pour l'eau destinée à couper le vin à table ou à faire quelque breuvage rafraîchissant pendant le jour, je recommande spécialement l'eau des fontaines qui avoisinent les thermes. Cette eau est d'une fraîcheur exquise ; sa température ne varie pas; elle oscille entre 8 et 9 degrés ; c'est une véritable eau de source, dont l'origine est sous le bois, derrière l'hospice civil ; sa minéralisation est bien suffisante pour les usages bornés auxquels nous la consacrons; son degré hydrotimétrique la rapproche des eaux potables reputées les plus parfaites ; sa limpidité, sa légéreté, sa fraîcheur constantes en font une boisson délicieuse, tonique et bienfaisante, pourvu qu'on n'en abuse pas, surtout quand on a chaud.

L'eau qui coule si abondamment dans la vallée de Baréges n'est à l'état liquide qu'une partie de l'année ; le reste
du temps elle subit les effets de la congélation, soit qu'elle
tombe du ciel, soit qu'elle émerge de la terre. D'octobre en
avril, la chute de la neige remplace la pluie, et les amas de
neige qui s'accumulent tous les ans sur les hautes montagnes ne sont nulle part aussi dangereux que dans la région
qui nous occupe. On ne comprend pas comment on n'a pas
pourvu plus tôt à la sécurité de ce pays, à celle des sources
thermales et des établissements qui les entourent, en faisant
les travaux nécessaires pour s'opposer à la descente des neiges
amoncelées sur les pentes abruptes de la montagne qui domine Baréges au nord.

Le remède est aussi efficace que facile à exécuter : il
suffit de reboiser cette montagne pour éloigner tout danger.
Le reboisement du versant opposé est un exemple bon à suivre ; de ce côté, en effet, les ravages des torrents et des avalanches ont été longtemps redoutables ; aujourd'hui le souvenir même en a disparu. L'existence de la forêt a raffermi
le sol, retenu les terres mouvantes, absorbé les eaux dévastatrices et rendu inoffensives les neiges menaçantes.
Déjà, en l'an iii de la République, Lomet signalait ce moyen
comme le seul topique à appliquer. Il précisait les essences
qui devaient le mieux prospérer à cette altitude et à cette
exposition ; à son avis c'était le chêne, dont on rencontre
encore de loin en loin quelques souches enfouies, qui an-
noncent que ces pentes ont porté jadis de beaux arbres ; les
hêtres doivent également réussir, si l'on en juge par quelques beaux sujets qui encadrent les maisons bâties sur les
plateaux.

Expériences sur la température de quelques sources de la vallée de Barèges.

DATES des EXPÉRIENCES.	HEURES.	ÉTAT DU CIEL.	VENT.	TEMPÉRATURE			OBSERVATIONS DIVERSES.
				de L'AIR.	du BASTAN.	de la source MOURÉ.	
1865.	heures.						
11 septembre...	3 du soir. .	très-beau.	N. E.	23°,5	»	7°,3	Source sulfureuse, Troy, 21°.
15 id.	7 1/3 matin.	très-beau.	»	17°,	10°,	»	Fontaine de la Rampe. 9°,1.
27 id.	7 1/2 matin.	couvert.	»	11°,	8°,2	»	
28 id.	8 du matin.	»	»	8°,9	7°,2	»	Fontaine de la Rampe, 8°,1.
29 id.	8 du soir. .	beau.	o. fort.	18°,	»	7°,2	
1866.							
12 juin.	8 du matin.	beau.	»	15°,	10°,5		
14 id.	8 du matin.	beau, neige sur les sommets.	»	6°,	6°,1	»	Fontaine de la Rampe, 8°.
	8 du soir. .	»	»	6°,	6°,8	7°,1	Torrent de Glaire, 7°,6.
25 id.	4 1/2 soir. .	»	»	7°,5	11°,6	7°,2	Source sulfureuse, Troy, 21°.
28 id.	3 du soir. .	beau.	»	19°,	»	7°,2	
20 juillet. . . .	5 du soir. .	beau.	»	18°,1	15°,	7°,2	
26 id.	2 du soir. .	beau.	»	21°,5	»	»	A Saint-Sauveur : Gave, 13°,2; source de la Grotte, 11°.
4 août.	4 du soir. .	beau.	»	20°, »	»	7°,2	
29 id.	4 du soir. .	assez beau, après des journées de pluie et de neige.	n. o. froid.	17°,	12°,8		
19 septembre...	3 du soir. .	très-beau.	»	15°,	»	»	Sur l'Agré à 2000ᵐ : source, 4°; température au soleil, 36°.
22 id.	3 du soir. .	nuageux, orageux. . .	s. o. très-fort.	25°,	11°,	7°,2	Source du Promenoir, 15°,4 ; au soleil, 33°,2.
26 id.	9 du matin.	très-beau, neige abondante partout. . . .	e. très-froid.	4°,	5°,	2°,	
1867.							
5 septembre. .	2 du soir. .	très-beau.	o. frais.	20°,	13°,	7°,2	Au Tourmalet, source principale du Bastan + 2°; air, 15° à l'ombre.

On a fait au-dessus de Baréges divers essais avant d'en venir aux plantations ; on a fixé sur les pentes des piquets en fer assez rapprochés et en grand nombre, dont la taille de deux mètres et l'épaisseur promettaient une bonne résistance, ils ont été balayés comme des fétus de paille. 10,000 de ces piquets furent plantés en 1860, ils coûtèrent 65,000 fr., il en reste très-peu aujourd'hui.

On a construit et on construit encore des digues et des terrasses dans les parties élevées du ravin de Midau, pour empêcher les neiges de descendre en grandes masses, ce moyen permettra peut-être d'attendre les effets du reboisement. C'est le commandant Gobert du génie qui a eu l'idée de ces barrages en terrasses ; la direction en a été confiée à M. le capitaine Marchant.

Enfin, en 1860, on a commencé d'immenses plantations de chênes, de hêtres et de pins suivant l'altitude, et l'on a ainsi semé de boutures ou de repiqués les flancs de la montagne depuis les plateaux jusqu'aux sommets ; ces essais ont parfaitement réussi et il est permis d'espérer que, d'ici à quelques années, tout danger sera conjuré ; le pays sera transformé et y gagnera beaucoup, en sécurité surtout et aussi en agrément.

Une chose seule doit étonner, c'est que l'on ait commencé si tard, et qu'une idée si simple, déjà émise bien des fois, n'ait pas été appliquée plus tôt.

On aurait évité bien des catastrophes et préservé l'existence de bien des malheureux, qui ont péri dans les divers cataclysmes dont ce pays a été si souvent le théâtre. Le dernier grand désastre de ce genre a eu lieu à Baréges en 1855 ;

mais tous les ans des effets de ce genre se produisent sur une échelle plus ou moins vaste.

Les habitants de la vallée, quoique fréquemment témoins de ces accidents périodiques, ne sont pas bien fixés sur la formation des avalanches et sur la distinction qu'on peut faire entre elles.

Ils nomment *lidts de terre* une avalanche qui entraîne avec elle des matières terreuses, des cailloux et même des rochers, elle est déterminée par la chute d'un bloc de neige congelé, détaché d'un sommet, qui roule et grossit avec une rapidité effrayante, par l'agglomération des parties que la masse entière comprime, s'incorpore et enlève avec elle. Cette avalanche déplace aussi une colonne d'air considérable qui, de son côté, peut produire de graves accidents. L'avalanche *terrestre* tombe dans le gave et rebondit souvent sur le versant opposé de la vallée ; sa masse, composée de plusieurs milliers de mètres cubes, remplit le lit du torrent et constitue une digue qui peut le faire déborder, ce qui est arrivé le 26 janvier 1868 ; le plus souvent, celui-ci se fraie un passage sous la neige amoncelée et forme des *ponts de neige* qui persistent parfois jusqu'aux grandes chaleurs.

On se demande comment le Bastan peut dissoudre ces masses de glace et se frayer un passage assez rapide pour ne pas interrompre son cours ; c'est que le torrent, à cause de sa rapidité, ne gèle jamais et conserve une température de 3 à 4 degrés au-dessus de zéro, suffisante pour dissoudre les neiges avec lesquelles il est en contact.

Une autre espèce d'avalanche est désignée sous le nom de *volage* ou *volante ;* elle a lieu lorsque la neige mobile est enlevée par les tourmentes d'un vent violent. Alors elle s'accumule dans les ravins, dans les cols, les ports, comme on dit dans les Pyrénées. Ces tourbillons surprennent souvent les voyageurs, les enveloppent, les aveuglent, les engourdissent et les ensevelissent.

Enfin, il est une troisième espèce d'avalanche que j'appellerai *glissante*. Elle se produit au printemps, lorsque des couches de neige, durcies par la gelée, se détachent des flancs des montagnes dénudées et descendent tout d'une pièce dans les vallées, en rasant et détruisant tout sur leur passage.

Les dangers les plus menaçants pour Baréges viennent des crues subites du Bastan. Ces inondations ont pour effet de détruire les maisons du bourg; elles peuvent également entraîner la perte ou l'altération des sources thermales. Ces crues sont causées soit par la fonte rapide des neiges, soit par des orages ou des pluies torrentielles, soit par le débordement des lacs situés dans les vallées supérieures.

Tous ces phénomènes sinistres sont liés à l'état de dénudation des grands sommets.

Les causes qui agissent de concert pour produire la destruction permanente des montagnes sont, d'après M. Lermier: 1° le déboisement; 2° le décharnement des pics; 3° l'affouillement des eaux; 4° l'arrosement des prairies; 5° la culture des céréales sur les pentes inclinées et 6° le parcours des bestiaux.

Le déboisement est dû à l'incurie des montagnards, qui sont presque tous bergers et ont un intérêt immédiat qui les aveugle sur leurs intérêts éloignés, beaucoup plus importants. Dans un pays déboisé, les sources de la vie se tarissent, l'herbe elle-même finit par manquer, le désert s'en empare peu à peu, les orages, les avalanches s'y déchaînent. Le défaut de bois rend une région inhabitable par le manque absolu de combustible : il faut du bois pour se chauffer l'hiver et toute l'année pour faire bouillir la marmite. Le charbon ne peut pas se faire sans bois. Les habitants de Luz en sont réduits actuellement, pour chauffer leurs fours , à aller chercher, à dos de mulet, dans les parties les plus inaccessibles de la montagne, des tiges de rhododendrons, que leur altitude avait protégées jusque-là. Dans quelques années, cette ressource elle-même sera épuisée. Cette imprévoyance appauvrit et dépeuple des contrées qui pourraient être prospères; aucune industrie ne peut s'y introduire et pourtant le Bastan possède en lui-même une puissance motrice immense jusqu'à présent improductive.

Les populations émigrent vers la plaine où la vie est plus facile. Les basses vallées sont également victimes de l'état de dénudation des montagnes; les orages, les pluies, les grêles, que les pics boisés auraient attirés et absorbés, sont plus fréquents dans les plaines ; elles sont plus exposées aux inondations, les eaux n'étant pas retenues dans les parties élevées des bassins. On sait que les forêts attirent les nuages, les fixent, détruisent l'électricité en la disséminant sur les cimes multipliées des arbres ; les terrains boisés s'opposent à la prompte descente des eaux ; les feuilles des arbres en retiennent une partie, qui est absorbée ou renvoyée dans l'air par cette immense surface d'évaporation ; une autre partie s'arrête sur les végétaux, herbes ou mousses qui tapissent le sol ; l'autre s'infiltre doucement pour former des sources permanentes ou pour gagner les bassins intérieurs. Les racines des végétaux, grands et petits, fixent les terres, qui ne se dégradent plus; les neiges, coupées et retenues par les tiges des arbres, ne peuvent plus donner lieu aux avalanches; elles fondent sur place.

Il serait ici superflu d'énumérer les bienfaits du reboisement et les dangers de l'état actuel des choses; le procès est jugé; des lois et des règlements récents sont venus imposer le remède à des maux que l'incurie des montagnards perpétuait.

Le décharnement des pics est la conséquence du déboisement; il y a là une cause lente de destruction et d'affaissement, c'est la caducité envahissant les grands reliefs du globe. On a calculé que les sommets des Alpes et des Pyrénées s'abaissent de 1 à 2 mètres tous les cent ans. M. Léon Dufour a constaté, à 50 ans de distance, au pic du Midi, la disparition de certains blocs qui semblaient indestructibles. Ces dégradations sont la source de nouveaux désastres.

Les affouillements des gaves et des ruisseaux ruinent le fond et les berges des ravins, entraînant la terre végétale et les matériaux de transport; ils usent à la longue les roches elles-mêmes. Ces débris sans cesse charriés envahissent peu à peu les plaines, exhaussent les continents, tendent à niveler la terre et à combler les mers.

Sans porter nos regards si loin, nous pouvons constater que les environs de Baréges offrent l'image de la désolation; c'est un pays en dissolution, et si l'on n'y porte un prompt remède, il sera tôt ou tard ruiné de fond en comble.

Parmi les autres causes qui activent la destruction, il faut citer l'irrigation des prairies, qui se pratique sans discernement, cette habitude des arrosements continus détache les terres et favorise leur glissement vers les parties déclives; les eaux s'infiltrent dans les terrains meubles et viennent sourdre à la base des plateaux qu'elles minent peu à peu.

Lomet condamnait aussi les irrigations conduites au-dessus de l'établissement, mais par un autre motif; il craignait que leurs infiltrations ne vinssent à se mêler aux sources minérales et à en altérer la composition et la thermalité.

Les labours sur les pentes trop rapides sont aussi très-pernicieux; ils désagrègent les terres et rendent leur chute plus facile; c'est ce qui arrive sur les parties de la montagne qui avoisinent Saint-Justin, où les champs, bien plus étendus autrefois, disparaissent progressivement pour laisser la roche à nu.

Enfin la vaine pâture est un fléau pour ces contrées; elle en achève la ruine, en détruisant les derniers efforts de la végétation, pour réparer ses pertes et maintenir la stabilité des terrains.

Le gazonnement et le reboisement des montagnes doivent donc être poursuivis avec soin et persévérance, jusqu'à un succès complet.

Il faut avec rigueur régler le parcours des troupeaux et le restreindre peu à peu, l'intérêt particulier et aveugle devant céder devant l'intérêt général. Il faut modifier les pratiques des cultures actuelles. Le pays doit se transformer progressivement et l'industrie des habitants prendre un autre cours.

Pour s'opposer aux ravages du Bastan, il faudrait redresser son lit et l'endiguer complétement, dans la traversée de Baréges. Les éperons en pierres sèches construits par les propriétaires pour défendre leurs maisons, ne sont nullement coordonnés entre eux et augmentent ou déplacent le danger, en rejetant les eaux sur la rive opposée, où elles sapent la base des plateaux, dont elles hâtent la ruine.

La sécurité de Baréges et celle de l'hôpital militaire dépendent absolument de ces travaux d'endiguement, qu'il faudrait prolonger en amont et en aval, de manière à former un canal capable de parer aux plus fortes crues.

Ou pourrait appliquer également un moyen infaillible de prévenir les inondations dans les plaines, ce serait d'emmagasiner les eaux dans les hautes vallées, au moyen de puissants barrages, en établissant des canaux de dérivation. ou d'irrigation qui porteraient les eaux bienfaisantes dans les contrées que la sécheresse désole et ruine en été.

Je n'insisterai pas davantage sur l'application des moyens les plus propres à améliorer et à sauvegarder le pays que j'étudie. Ces questions sont parfaitement élucidées aujourd'hui, et le Gouvernement s'en préoccupe avec sollicitude. Je formulerai seulement le vœu de voir ces procédés de préservation promptement réalisés dans toutes les Pyrénées et poussés jusqu'aux parties les plus élevées de la chaîne.

CHAPITRE VI.

Flore.

La végétation des environs de Baréges est extrêmement
riche et variée; on y trouve un mélange des plantes des
plaines et de celles des sommets qui viennent se joindre à
cette altitude qui leur sert de limite supérieure pour les
unes, inférieure pour les autres. Les plus nombreuses cependant forment là une station botanique particulière que
nous essaierons de caractériser. Les hauteurs qui dominent
la vallée offrent une collection de végétaux qu'on cherche-
rait vainement plus bas; ils appartiennent à la région al-
pestre.

En général, la végétation de Baréges est en retard de
deux mois sur celle des plaines basses : aussi au 1er juin,
époque de l'ouverture de la saison thermale, trouve-t-on
une campagne qui offre l'aspect du printemps naissant.
Les rayons directs du soleil ayant une puissance calorifique
plus grande dans les hautes régions que dans la plaine,
l'évolution végétale y est plus rapide, pour être terminée
avant les froids précoces.

Le spectacle varie à mesure qu'on s'élève dans la vallée; peu à peu l'on voit diminuer les splendeurs de la végétation qui ornent les bassins inférieurs. En sortant de Luz,
de beaux peupliers, des noyers bordent la route, puis ils disparaissent; les jardins sont remplis de fleurs; à Baréges,
elles sont très-rares; les montagnes de la gauche sont dé-

nudées; à droite un bois épais de hêtres domine le bourg, mais on voit au-dessus la tête chauve de l'Ayré; les parties supérieures de la vallée ne portent pas d'arbres, c'est la limite de la végétation arborescente, on n'y voit plus que quelques génevriers rabougris.

Au-dessus des plateaux, à 2,000 mètres d'altitude, la montagne du nord est couverte de roses des Alpes; la montagne du sud est surtout garnie de rhododendrons; au mois de juillet il n'est pas possible d'imaginer une plus riche parure pour ces agrestes pelouses.

Au Tourmalet, ce sont les beaux iris bleus qui dominent, et les touristes les plus indifférents ne manquent jamais d'en cueillir des gerbes.

Je ne m'aventurerais pas dans la partie de l'empire de Flore qui avoisine Baréges, si je n'avais trouvé un guide sûr dans les herborisations de M. Debaux, qui a publié une liste complète des végétaux de la région. Toutes ses déterminations ont été revues et contrôlées par M. Durieu de Maisonneuve, ce qui leur donne un cachet d'authenticité dont M. Debaux du reste pouvait se passer.

Je choisirai dans cette liste les végétaux qui me paraissent les plus intéressants, soit par leur fréquence ou leur rareté, soit par leurs usages, soit par leur beauté, soit par leur présence caractéristique à telle ou telle hauteur.

Le premier savant qui herborisa sur les bords du Bastan fut le médecin Fagon, qui accompagna à Baréges, en 1675, le duc du Maine; il découvrit plusieurs espèces nouvelles, telles que : *vicia Fagonii, angelica ebulifolia, melissa pyrenaïca, antirrhinum semper virens, bartsia Fagonii*, etc.

On peut consulter, au sujet de ce voyage botanique, le

mémoire de Fagon, inséré dans la topographie botanique de Tournefort. Ce dernier visita Baréges, Bagnères et Gavarnie, en 1685 ; il a inscrit les découvertes qu'il fit dans cette région in : *Institutiones rei herbariæ*, Paris, 1734, 3 vol. in-4°, figures.

Enfin l'illustre baron Picot de Lapeyrouse étudiait au commencement de ce siècle la flore de nos montagnes, et publiait, en 1813, l'histoire des plantes des Pyrénées.

Depuis, bien des savants ont glané sur ses traces et complété ou modifié ses dénominations.

Pour la région des hautes Pyrénées spécialement nous devons citer M. Philippe, de Bagnères, auteur d'une flore estimée, et M. Bordères, de Gèdre, qui, modeste instituteur, a su se faire un nom dans la science et est en relation avec les plus célèbres botanistes de l'Europe.

Ces montagnes ont été explorées par une foule de savants illustres : nous citerons Monge et Darcet, Saint-Amand, Ramond, Passumot, Palassou, Léon Dufour, etc. Il nous a été donné, le 10 septembre 1867, d'accompagner le fils de ce dernier, M. le docteur Gustave Dufour, dans l'accomplissement d'un acte de piété filiale auquel applaudiront les amis de la science et ceux de cette aimable famille.

Au pied du pic du midi, près de l'hôtellerie de la Hourquette des cinq ours, à la place même où mourut le célèbre astronome Plantade, nous avons fait sceller sur le roc une inscription ainsi conçue : *Le docteur Léon Dufour, naturaliste, a fait sa dernière ascension au pic du Midi de Bigorre le 8 août 1863, à l'âge de 83 ans.*

L. Dufour avait fait sa première excursion dans ces lieux 65 ans auparavant !

Autour de Baréges, sur les bords du Bastan et du Rioulet, sur les pelouses qui avoisinent la forêt, dans les prairies et les lieux humides, M. Debaux a rencontré en abondance, de juin en septembre, les plantes suivantes, qui caractérisent la région.

Thalictrum aqui legifolium, L.	*Tussilago farfara var. major.*
Helleborus viridis, L.	*Senecio viscosa*, L.
Caltha palustris, L.	*Cirsium mons pessulanum*, All.
Meconopsis cambrica, Vig.	Id. *palustre*, Scop.
Nasturtium pyrenaïcum, R. Br.	Id. *riviculare*, Linck.
Arabis sagittata, Dec.	Id. *eriophorum*, Scop.
Cardamium latifolia, Vahl.	Id. *odontolepis*, Boiss.
Sisymbrium acutangulatum, Dec.	*Carlina acaulis*, L.
Erucastrum obtus angulum, Rehb.	Id. *vulgaris*, L.
Alyssum calysinum, L.	*Gentiana campestris*, L.
Viola cornuta, L.	*Symphitum tuberosum*, L.
Cerastium arvense, L.	*Myosotis alpestris*, Schm.
Malva moscata, L.	*Erinus alpinus*, L.
Geranium phæum, L.	*Scrofularia alpestris*, Gay.
Ononis natrix, L.	Id. *canina*, L.
Anthyllis vulneraria, Var. Dillenii.	*Pedicularis verticillata*, L.
Trifolium alpestre, L.	*Verbascum nigrum*, L.
Id. *moretanum*, L.	*Mentha candicans*, Crantz.
Tetragonolobus siliquosus, Roth.	*Galeopsis tetrahit*, L.
Orobus luteus, Dec.	*Brunella grandiflora* V. Pyre-
Rosa tomentosa, Smith.	-naïca.
Alchemilla vulgaris, L.	*Teucrium pyrenaïcum*, L.
Sedum dasyphyllum, L.	*Globularia medicaulis*, L.
Id. *rupestre*, L.	*Thesium pratense*, Erhr.
Saxifraga aizoïdes, L.	*Salix incana*, Schr.
Astrantia major, L.	Id. *phylicifolia*, L.
Myrrhis odorata, Scop.	*Betula alba*, L.
Galium Lapeyrousianum, Jord.	*Orchis latifolia*, L.
Knautia dipsacifolia, Host.	Id. *maculata*, L.
Vicia pyrenaïca, Pourr.	Id. *conopsea* V. Pyrenaïca.
Vicia orobus, Dec.	Id. *viridis*, L.

Cephalanthera ensifolia, Rich.	*Scirpus compressus*, Pers.
Epipactis latifolia, All.	*Aspidium aculeatum*, Swartz.
Crocus multifidus, Ram.	*Lycopodium inundatum*, L.

Les espèces originaires des hautes vallées, qui croissent sur les bords du Bastan, près de Baréges, sont : les *arenaria verna, gypsophila repens, astrocarpus sesamoïdes, myricaria germanica, astragalus depressus, oxytropis pyrenaïca, linaria alpina*, L., *origani folia* et *pyrenaïca*.

La forêt, qui domine Baréges, est principalement composée de hêtres (*fagus sylvestris*) de tous les âges ; les parties basses sont jeunes, mais à mesure qu'on s'élève, on rencontre des sujets plusieurs fois centenaires, surtout après avoir passé l'*allée verte*. D'autres arbres varient un peu le paysage aux abords du village ; je citerai les beaux tilleuls (*tilia platyphylla*) de l'hôpital militaire. Sur la lisière de la forêt, autour de l'hospice civil, à la promenade horizontale, plusieurs espèces de sorbiers (*sorbus aria, s. aucuparia* et *s. chamœmespilus*), des bouleaux, des pins, etc. Les arbrisseaux sont représentés par des saules nains, des noisetiers, l'aubépine, le sureau, l'églantier, le cytise aux grappes jaunes et odorantes, et le sureau aux baies écarlates. Dans les parties supérieures de la forêt on rencontre le sapin (*abies excelsa*), le génevrier nain et des sous-arbrisseaux tels que : bruyères, rhododendrons, busserole *uva ursi*, airelle myrtille, ronce, etc.

Le botaniste qui parcourt les sentiers de la forêt trouve en abondance les plantes suivantes :

Anemone vernalis, L.	*Lychnis diurna*, Sibth.
Ranunculus aconitifolius, L.	*Crocca Gerardi*, Gren. et God.
Isopyrum thalictroïdes, L.	*Orobus luteus*, Du.

Epilobium montanum, L.	*Gentiana campestris,* L.
Saxifraga umbrosa, L.	*Veronica montana,* L.
Id. *rotundifolia,* L.	Id. *officinalis,* L.
Astrantia major, L.	Id. *Ponæ,* L.
Conopodium denudatum, L.	*Euphrasia officinalis,* L.
Asperula odorata, L.	*Scrofularia alpestris.* Gay.
Galium vernum, Scop.	*Lathrea clandestina,* L.
Knantia dipsacifolia, Host.	*Betonica alopecuros,* L.
Adenostyles albifrons, Cass.	*Galeopsis tetrahit,* L.
Solidago virga aurea, L.	*Orchis viridis.* L.
Carlina acanthifolia, All.	Id. *chlorantha,* L.
Id. *acaulis,* L.	*Narcissus pseudo-narcissus,* L.
Id. Var. *caulescens,* Dec.	*Paris quadrifolia,* L.
Præmanthus purpurea, L.	*Paridisia liliastrum,* Bert.
Mulgedium Plumieri. Du.	*Scilla lilio-hyacinthus,* L.
Crepis blattorioides, Vill.	*Tofieldia calyculata,* Wahl.
Id. *lampsanoïdes,* Fræl.	*Luzula pilosa,* Vild.
Id. *paludosa,* Mænch.	*Carex flava,* L.
Hierarcium auricula, L.	*Phleum Bœhmeri,* Nibel.
Id. *vulgatum,* Koch.	*Cynosurus echinatus,* L.
Jasione perennis, Lam.	*Polypodium dryopteris,* L.
Phyteuma spicatum, L.	*Polysticum filis mas.,* Roth.
Primula veris, L.	*Asplenium filis fœmina,* Bern.
Id. *elatior,* L.	*Blechnum spicans,* Roth.

Si l'on s'élève au-dessus de la forêt, vers les croupes qui terminent l'Ayré, on pourra recueillir les : *anemone vernalis, ranunculus Gouani, silene rupestris* et *s. acaulis, dianthus deltoïdes, geum rivale, trifolium alpinum, saxifraga stellaris* var.*, clusii, arctosta phylos uva ursi, campanula rotundifolia, gentiana acaulis, geranium sylvaticum, herniaria pyrenaïca, paronychia polygonifolia, homogyne alpina, arnica montana, soldanella alpina, daphne mezereum,* etc.; et plus haut encore les *thalictrum aquilegifolium, ranunculus pyreneus, anemone Narcissi flora, cotoneaster vulgaris, sedum brevifolium, semper vivum mon-*

tanum et s. *arachnoideum*, *lygusticum pyrenaicum*, *lonicera nigra, gnaphalium dioicum* et *G. sylvaticum*, *hieracium neo-cerinthe, vaccinium uliginosum, saldonella alpina, plantago carinata, salix pyrenaica, nigritella angustifolia, luzula pediformis*, etc.

Il est à remarquer qu'à cette hauteur, c'est-à-dire au-dessus de 2,000 mètres, on ne rencontre plus de plantes annuelles.

Sous les ombrages de la forêt, au pied des arbres et sur les rochers, végètent de nombreux cryptogames parmi lesquels nous signalerons de belles variétés de mousses : *barbula, barthramia, bryum, mnium, polytrichum*, etc. ; des hépatiques : *jungermania complanata, reboulia hemispherica ;* des lichens : *cetraria, cladonia, peltigera, solorina, stricta ;* des champignons : *polyporus perennis,* P. *versicolor, sphœria fragiformis,* etc.

Les herborisations faites sur le versant opposé de la vallée, sur les pentes de Labats-Blancs permettent de récolter des plantes différentes, car ici, en raison de l'exposition en plein sud, de la différence du terrain, du défaut d'abris, de l'absence des arbres, on a affaire à une station botanique spéciale; ainsi on rencontre successivement, à mesure qu'on s'élève sur les plateaux : les *iberis forestieri, astragalus monspessulanus, eryngium Bourgati, buplevrum falcatum, campanula rapunculoides, salix caprea, saxifraga aizoïdes, cirsium monspessulanum, primula farinosa, pinguicula grandiflora, mentha sylvestris* var., *candicans, tofieldia caliculata, schœnus compressus,* etc. Au-dessus des plateaux on voit les *thalictrum minus, dianthus monspessulanus, campanula glomerata, phyteuma orbiculare, linaria pyre-*

naica; plus haut encore une élégante liliacée : *hyacinthus amethyssinus*; le *cochlearia officinalis* et le *saxifraga ascendens*, sans compter une foule de plantes déjà citées.

Enfin, si l'on a le courage et la force de gravir les sommets escarpés de la montagne, on fera une abondante moisson des végétaux suivants :

Trollius europeus, L.	*Erigeron alpinum*, L.
Erysimum ochroleucum, Dec.	*Solidago virga aurea*, L.
Reseda glauca, L.	*Chrysanthemum maximum*, Ram.
Dianthus barbatus, L.	*Arnica montana*, L.
Silene italica, Fers.	*Senecio artemisiæ-folius*, Pers.
Arabis ciliata, Brwon.	Id. *doronicum*, L.
Alsine verna, L.	*Carlina acanthifolia*, All.
Hypericum Burseri, Lap.	*Centaurea scabiosa*, L.
Geranium sanguineum, L.	*Campanula lanceolata*, Lap.
Potentilla caulescens, Ram.	*Arctostaphylos uva-ursi*, Spring.
Id. *alchemiloides*, L.	*Myosotis alpestris*, Schm.
Rosa pimpinelli folia, Lap.	*Gentiana lutea*, L.
Id. *alpina* var. *pyrenaica*,	*Linaria origanifolia*, Dec.
Alchemilla alpina, L.	Id. *alpina*, Chill.
Cotoneaster vulgaris, Lind.	*Betonica alopecuros*, L.
Euphorbium montanum, L.	Id. *hirsuta*, L.
Paronichia serpillifolia, Dec.	*Teucrium pyrenaicum*, L.
Sedum hirsutum, L.	*Primula suaveolons*, Bert.
Id. *brevifolium*, Dec.	Id. *pyrenaica*, Mieg.
Id. *rupestre*, L.	*Salix pyrenaica*, Gouan.
Sempervivum Boutignyanum, Bill.	*Iris xyphoioides*, Ehr.
Saxifraga exarata, Will.	*Allium fallax*, Don.
Meum athamanticum, Jacq.	etc.
Aster alpinus, L.	

Les produits que l'on peut tirer de ces ressources végétales variées se résument en bois de chauffage, fagots bûches et souches ; en bois de construction ; feuilles pour litière et servant même à l'alimentation des bestiaux l'hiver ;

quelques fruits sauvages, tels que frambroises, fraises, baies
de myrtille ; des champignons, bolets excellents, oronge
rare, clavaires magnifiques ; l'inne, l'ammanite, la mo-
rille, l'agaric excelsus, l'helvèle à mître, le gymnopte nébu-
leux, etc. ; des plantes médicinales, la plupart très-actives :
ellébore, aconit napel, belladone, digitale, cochléaria, valé-
riane, arnica, fleurs de violettes, tussilage, gnaphalium,
sommités fleuries de satureia montana et teucrium, bour-
geons de sapin, fruits de ronce, racine de potentille, de
bistorte, de gentiane, etc.

Enfin, il convient de citer les plantes cultivées à Baréges,
qui consistent en prairies naturelles, champs d'orge, de
seigle, de blé et de sarrazin ; les légumes qui réussissent le
mieux sont les pommes de terre, les navets, les radis, les
carottes, oignons, ail, persil, petits-pois, fèves. Les fruits
sont rares, quelques pommiers et poiriers improductifs; les
groseilles viennent bien, ainsi que les fraises et framboises;
enfin, avec des soins et dans des jardins abrités, on par-
vient à faire fleurir des roses, des glayeuls, des œillets,
des pivoines, des passeroses, des pavots, des giroflées et
même des lilas.

Nous reviendrons sur ce sujet lorsque nous traiterons de
l'industrie locale.

CHAPITRE VII.

Faune.

Les grands animaux carnassiers qui hantent les montagnes des environs de Baréges sont l'ours brun et le loup. Ces hôtes dangereux font la guerre aux troupeaux; et, lorsque l'abondance des neiges les chasse des lieux déserts et inaccessibles qui leur servent de retraite, ils se rapprochent des habitations et rôdent la nuit autour des bergeries.

Outre des chiens de garde de haute taille les pasteurs emploient des moyens ingénieux pour effrayer ces visiteurs incommodes. Ils établissent, sous un filet d'eau dérivé du torrent voisin, une espèce de bascule, qui porte à une de ses extrémités un récipient en bois et à l'autre bout un appareil de cloches et de grelots. L'eau tombe dans l'écuelle et la remplit bientôt; l'écuelle pleine entraîne la machine, qui, arrivée au bout de sa course, laisse vider l'eau : alors la bascule reprend brusquement son équilibre et fait agiter violemment les clochettes; ce bruit intermittent et régulier suffit pour épouvanter et éloigner les animaux les plus affamés.

Les isards agiles (*antilope rupicarpa*) habitent aussi les montagnes glacées du centre de la chaîne, où ils défient l'adresse et la patience des chasseurs intrépides qui vont attendre, à l'affût, ces timides animaux près des défilés étroits qu'ils ont l'habitude de fréquenter. Le bouquetin (*c. ibex*), de plus en plus rare, s'y voit aussi quelquefois. Le amateurs de belles fourrures peuvent aussi espérer de rencontrer des renards, des chats sauvages, des loutres, ainsi que quelques blaireaux; la belette et la fouine sont assez communes dans [les parties basses de la vallée.

Les chauves-souris (*vespertilio murinus*) voltigent le soir autour des masures; elles ont un hivernage très-long; les souris et les rats, qui n'ont pas la ressource de dormir pendant la mauvaise saison, sont réduits à une affreuse disette par l'absence des habitants : aussi ces terribles rongeurs s'en prennent alors aux objets les moins comestibles. Les rives du gave sont fréquentées par un rat particulier nommé *desman* ou rat musqué, dont les pattes de derrière sont palmées, et qui, par sa forme et son pelage, se rapproche de la taupe, qui ravage les prairies environnantes, tandis que le campagnol pullule sur les hauteurs du Tourmalet.

Les lièvres et les lapins ne se voient pas autour de Baréges, qui est un triste pays de chasse.

Les oiseaux ne sont pas non plus très-communs dans cette région, et la forêt est ordinairement solitaire et silencieuse. Il semble que les habitants ailés de l'air ne soient pas à leur aise à cette altitude; la raréfaction de l'atmosphère rend sans doute plus pénible leur respiration, qui est très-active, comme on sait. Ce ne peut être le défaut d'aliments qui les chasse, car les insectes sont très-nombreux, et ils ne le sont autant que par l'absence de leurs ennemis naturels. On a calculé qu'une hirondelle peut dévorer un millier d'insectes par jour; à Baréges il n'y a pas d'hirondelles : aussi voit-on parfois les moucherons s'élever par myriades dans les airs, où ils forment comme des nuages de poussière dorée qui du fond de la vallée vont s'épanouir et se disperser au soleil des hautes régions du ciel.

On ne voit pas non plus d'alouettes à Baréges, et, chose plus étrange encore, le moineau, qui s'accommode de tout et suit l'homme en parasite dans toutes ses stations, dédaigne complétement celle-ci.

Les bosquets, aux abords de Baréges, donnent asile à quelques fauvettes au doux ramage, à des roitelets, mésanges, etc. Les pacages élevés sont fréquentés par la bergeronnette grise et le traquet montagnard (*motacilla pyrenaica*). La bergeronnette niche en juillet, et les petits naissent en août. On peut rencontrer également quelques verdiers, quelques pinsons, de rares chardonnerets ou tarins, et cependant les beaux chardons ne manquent pas.

Au voisinage des neiges habitent le *fringélla nivalis*, et l'ortolan (*emberiza*), le lagopède ou perdrix blanche, le grimpereau des murailles (*certhia muraria*) et le merle de roche (*turdus saxatilis*).

Au passage d'automne, quelques cailles et quelques ramiers viennent se perdre dans la vallée ; mais ces derniers ne donnent pas lieu à la chasse, si fructueuse et si célèbre des *palomiers* de Bigorre.

Aux bords du Bastan on voit voleter quelques bécasseaux ; sur les plateaux, les corneilles et les corbeaux s'abattent en grandes bandes ; les pies et les geais sont les hôtes les plus communs de ces régions, tandis que sur les crêtes les plus élevées planent l'épervier et parfois le vautour rapace et l'aigle majestueux.

Les reptiles de la vallée du Bastan sont peu variés; cette classe n'est représentée que par le lézard gris, très-commun dans les rochers, la couleuvre à collier (*coluber natrix*), qui hante la forêt, et la péliade (*vipera berus*), vipère dangereuse, qui existe sur le versant sud de Labats-blancs; le crapaud, la grenouille, la rainette sont très-rares; dans les lacs, quelques tritons ou salamandres aquatiques (*triton cristatus*).

Le seul poisson à citer est la truite (*salmo fario*), qu'on pêche dans les torrents, et l'ombre, ou truite des lacs (*salmo alpinus*), qui est noire sur le dos; au-dessus de 2,200 mètres il n'y a dans les lacs aucun être vivant. Je ne traiterai pas ici la question de savoir comment les eaux situées à de telles hauteurs ont pu se peupler de poissons; l'origine *primitive* de tous les êtres est fort obscure; les hétérogénistes et les panspermistes nous dévoileront peut-être ces mystères, à moins que nous ne soyons réduits à adopter la théorie de Darwin et la transformation perfectionnée des espèces.

Si la faune des vertébrés est très-pauvre en types et en individus autour de Baréges, nous sommes dédommagés par la série des animaux inférieurs.

Les mollusques terrestres nous fourniront de grandes limaces noires très-communes dans les bois, l'*helix nemoralis*, l'*helix lapicide* sur les murs de clôture, *pupa transitus* et *pyrenaica*, *cyclostoma maculata* et *bulimus obscurus*; dans les eaux du Bastan : *helix hispida* et *bulimus lubricus*, tous deux de très-petite taille.

M. Debeaux a publié dans le *Journal de conchyliologie* (janvier 1867) le catalogue des mollusques qu'il a rencontrés aux environs de Baréges; en voici un extrait suffisant pour donner une idée des espèces qui habitent la vallée :

ARION (limax) *rufus*, Linné ; forêt de hêtres.

Idem *ater*, Lin. ; partout.

Idem *albus*, Muller ; rare, forêt.

Idem *fuscus*, Muller ; rare, plateaux.

LIMAX *sylvaticus*, Draparnaud ; forêt de hêtres.

Idem *maximus*, Linné ; murs, commune.

VITRINA *elongata*, Draparn. ; vieux hêtres, rare.

Idem *pyrenaica*, Férussac ; carrières de marbre, rare.

SUCCINEA *arenaria*, Bouch-chant. ; plateaux, rare.

ZONITES (helix) *olivetorum*, Gemlin ; Ayré, très-rare.

Idem *nitens*, Michaud ; carrières, rare.

Idem *nitidulus*, Drap. ;   idem.

Idem *radiatulus*, Alder ;   idem.

Idem *cellarius*, Muller ; forêt, assez rare.

Idem *cristallinus*, Muller ; carrières, rare.

HELIX *rupestris*, Draparnaud ; pic Capet, Labats-Blancs.

Idem *aspersa*, Muller, murs de clôture.

Idem *nemoralis*, Linné ; partout, commun.

Idem *ericetorum*, Muller ; grands sommets.

Idem *nubigena*, de Saulcy ; hauts pâturages.

Idem *carascalensis*, Férussac ; pic du midi.

Idem *ignota*, Mabille ; Tourmalet ?

Idem *limbata*, Draparnaud ; pied de la forêt.

Idem *hispida*, Linné ; forêt, commun.

Idem *rotundata*, Muller ; sommet de la forêt.

Idem *lapicida*, Linné ; Rioulet, commun.

BULIMUS (helix) *detritus*, Muller ; plateaux.

Idem *obscurus*, Muller ; mousses, rare.

ZUA (helix) *lubrica*, Muller ; carrières, rare.

Pupa *quadridens*, Muller ; jardin de l'hôpital militaire.

Idem *Braunii*, Rossmassler ;   idem.

Idem *Partioti*, Moquin-T. ;   idem.   rare.

Idem *secale*, Draparnaud ; St-Sauveur.

Idem *pyrenœaria*, Michaud ; Midau, rare.

Idem *ringens*, Michaud ; carrières, rare.

Idem *Farinesii*, Ch. des Moulins ; Gavarnie, commun.

Idem *megacheilos*, Rossmassler ; commun, partout.

Idem *triplicata*, Studer ; mousses, serres, rare.

Idem *antivertigo*, Draparnaud ; Rioulet, rare.

Clausilia *laminata*, Turton ; forêt de hêtres, rare.

Idem *nigricans*, Pultenay ; commun, partout.

Idem *abietina*, Dupuy ; base de la forêt.

Idem *Rolphii*, Leach ; sommet de la forêt.

Pomatias *obscurus*, Dupuy ; bords du Bastan, rare.

Idem *crassilabrum*, Dupuy ; carrières, commun.

Limnæa *minuta*, Draparnaud ; sources élevées, commun.

Idem *peregra*, Draparnaud ; Bastan, rare.

Idem *ovata*, Draparnaud ; lacs, torrents, rare.

Idem var. *glacialis* ; lac d'Escoubous.

Idem var. *thermalis* ; eaux thermales.

Ancylus *fluviatilis*, Gassies ; pierres des torrents.

Idem *gibbosus*, Bourguignat ; fontaines des plateaux.

Hydrobia *reyniesii*, Dupuy ; sources près de Baréges.

Pisidium *thermale*, Dupuy ; lac de la Piquette, rare. Espèce commune
            dans les sources thermales de Bagnères de Bigorre (Salut),
            et de Cauterets (la Raillère).

Idem *casertanum*, Poli ; fontaine, sommet du Midau.

M. le capitaine Morlet, conchyliologue distingué, a ajouté,
en 1868, au catalogue précédent, plusieurs sujets, entre
autres :

Helix *costata*, Muller ; jardin de l'hôpital.

Idem *fruticum*, Muller ; Piola, pic Capet.

Acatina *acicula*, Lam. ; jardin de l'hôpital.

Les annélides ne sont représentés que par le lombric ordinaire, ou ver de terre, et un *dragonneau*, ver filiforme de plus d'un mètre de long, de couleur grise ou noirâtre, n'ayant pas plus d'un millimètre de diamètre, parfaitement cylindrique, de la tête à la queue, qui est parfois bifide. Cet animal singulier, qu'on peut exactement comparer à une corde de violon, habite le bord des torrents, les sources les plus froides; j'en ai trouvé plusieurs dans la fontaine du sommet de l'Ayré, dont les eaux, le 12 août 1866, ne marquaient que 4 degrés centigrades.

Plusieurs espèces d'araignées tendeuses et coureuses se livrent dans les maisons, les prés et les bois à leur industrie et à leurs instincts carnassiers; aucune n'est dangereuse pour l'homme, les animaux venimeux étant rares à cette altitude dans nos régions.

Les insectes coléoptères sont extrêmement nombreux et variés; on ne s'attend pas à ce que j'en donne une liste complète, je laisse ce soin aux entomologues de vocation; je citerai les carabes, les cicindelles, les bupestres, les staphylins, les taupins ou scarabées à ressort, les lampyres ou vers luisants, les vrillettes ou lime=bois, et parmi ceux-ci les *pissodes pini* qui s'attaquent aux arbres résineux, les *bostricus lineatus*, *b. stenographus*, *b. typographus* et *b. bidens* qui détruisent les troncs du chêne et du hêtre; sur l'aune et le bouleau vivent les chrysomiles; on rencontre aussi plusieurs bouviers, les hannetons plus ou moins nombreux suivant les années, particularité qui leur est commune avec tous les animaux de cette classe; les cétoines, d'un vert tendre, se retirent dans le calice des fleurs; les cantharides dépouillent les frênes; les divers

charançons et coccinelles ont chacun leurs végétaux préférés.

M. Léon Dufour mentionne particulièrement, au lac
d'Oncet, le *carabus pyreneus* et *c. cristoforii*, les *feronia
xatartii* et *Dufourii*, *zobrus obesus*, *otiorynchus monti-
cola*, etc. ; et, en montant au pic du midi, un charansonite
très-rare : *dichotrachelus bigorriensis*, avec le *bembidium
pyrenœum* et l'*otiorynchus prœlongus*.

Les plus communs des insectes sont les sauterelles, *acri-
dium pedestre*, qui couvrent en quantités innombrables les
pelouses et les pâturages élevés. Leur développement est
très-rapide, car elles ont peu de temps pour compléter leur
entière évolution. On prétend dans nos plaines que les hivers rigoureux sont favorables à l'agriculture, en détruisant
les œufs et les larves des insectes enfouis plus ou moins profondément. Cette assertion a besoin d'être prouvée, car la
grande quantité de ces animaux vivant dans les montagnes,
à l'altitude de 2,000 mètres, où les hivers sont très-froids, la
contredit complétement. On comprend même que, favorisé
par certaines circonstances, le nombre des sauterelles soit
parfois si grand qu'il donne lieu à des invasions dévastatrices,
dont la région du sud-ouest de la France a présenté plusieurs
exemples cités dans les annales du pays. Il est curieux de
voir les grands sommets peuplés d'asphodèles, de scilles et
de sauterelles, qui sont les hôtes des plaines de l'Algérie.

Parmi les névroptères, citons les libellules ou demoi-
selles, qui fréquentent le bord des eaux, et les friganes,
dont la larve aquatique se construit un fourreau avec du
sable et couvre les rochers immergés dans certaines parties
du Bastan ; d'autres se façonnent, avec de petites pierres,

une enveloppe en forme de carapace et adhèrent aux cailloux du bord de l'eau, à la façon des arapelles de la Méditerranée.

Les excroissances charnues et d'une belle couleur rouge qu'on voit fréquemment sur les feuilles du hêtre, et qu'on prendrait pour un fruit, sont dues à un *cynips* particulier, ou, d'après M. Léon Dufour, à un puceron. Le même ordre des hyménoptères comprend les fourmis de gazon et la fourmi fuligineuse qui abondent dans la forêt; les paysans des plateaux élèvent quelques essaims d'abeilles; les guêpes sont aussi très-communes, ainsi que les bourdons velus qui sucent le suc des fleurs.

Hémiptères. — Les punaises de bois sont assez rares et celles de lits encore plus; les pucerons couvrent les rosiers et les saules nains. Les lépidoptères ou papillons sont nombreux et variés; je me contenterai de désigner les genres et les espèces suivants : parmi les diurnes, *papilio feislhamelie, parnassicus mnemosine* et *apollo; satyres de Lefèvre, manto, euryale, gorgone, gorgé, arachné, dromus, pirrha, alcyon; polyomnatus coridon, hiere, gordius, virgoræa, hero, orbilutus, pierris callidica* et *simplonia, argynnis puphia, ino, palles; colies phicomone* et *cassilia;* parmi les crépusculaires : *zygena exculans, anthyllides, minos, trifolii, scabiosæ, hesperia comma; sphynx porcellus* et *bombiliformis;* parmi les nocturnes : *emythæa repertii, desydia torvaria; psyche plumelia; psodos trepidaria, horridoria* et *equestraria, hepialus pyrenæus, hercina pyrenaica* et *cericea; cleophana cymbalaria, noctua casia, lichena* et *algira; colimorpha irrorata; melanippe turbaria, tristataria; cleogine peletieraria, fidonia tesselaria; gnophos furvaria* et *glaminata*; *anaitis rupestraria*; *tanagra charophyllæa*; *platypterix curvatula*, *anguiculata* et *falcula*; *bombix thau* et *agrostis lignifera*.

Les diptères sont représentés par des myriades de moucherons, de tipules, de cousins : ces derniers n'incommodent pas les dormeurs comme dans les plaines du midi; les mouches domestiques sont rares dans les maisons bien tenues; il n'en est pas de même d'une mouche (*homoxes*) qui habite les bois et qui, par les temps orageux, fait des morsures très-pénibles; les mouches bleues et vertes de la viande existent aussi, ainsi que l'hippobosque ou mouche de cheval. Enfin, dans les lieux d'aisances pullule une larve à queue de rat qui donne naissance à une grosse mouche velue ou *syrphe*.

Les aptères, puces et pous, sont rares dans Baréges et y paraissent importés par certaines catégories de baigneurs.

Les bergers, dans leurs campements, en sont infestés.

Nous parlerons des animaux domestiques dans un autre chapitre.

Avant de terminer ce qui a rapport à la zoologie, il convient de citer quelques espèces qui habitaient, il y a peu de temps, ces régions et qui ont disparu insensiblement : ce sont les tourterelles, le faisan, le lynx et le cerf.

Enfin, si l'on consulte les gîtes ossifères des environs de Bagnères, on se convaincra qu'à l'époque antédiluvienne ces montagnes étaient fréquentées par des lions, des aurochs, des rhinocéros, des éléphants, des rennes, des élans, etc., toutes espèces vivant actuellement sous d'autres climats.

CHAPITRE VIII.

Météorologie et climat.

L'étude du climat de Baréges a une grande importance, pour les baigneurs d'abord, sur lesquels l'état de l'atmosphère exerce une influence manifeste, pour la science elle-même, qui a intérêt à connaître les phénomènes qui se produisent à cette altitude et leur action sur les êtres organisés.

On est très-bien placé à Baréges pour dérober au ciel ses secrets; on est là dans un observatoire naturel au sein même du laboratoire où se forment les météores.

La température des localités situées à plus de 1200 mètres au-dessus du niveau de la mer n'a pas été jusqu'à présent étudiée d'une manière suivie sous aucune latitude.

On a pensé et écrit que les guérisons que l'on vient chercher dans les stations thermales ne doivent pas être attribuées seulement à l'action isolée des eaux, mais que le changement d'habitudes, de climat, doit entrer pour beaucoup dans les cures obtenues; c'est surtout à Baréges que ce puissant modificateur doit être invoqué, et l'on peut dire que nos sources, merveilleuses dans leurs effets, sont situées dans un milieu atmosphérique qui doit aider singulièrement leur action.

J'espère faire voir que le climat de Baréges, qui étonne

les baigneurs et contre lequel ils se récrient souvent, a une influence très-favorable sur la plupart des malades qui viennent prendre les eaux. L'étude à laquelle je me livre demontrera aussi que, en dehors de la composition des sources, le climat de Baréges doit faire exclure de cette station thermale quelques-unes des affections qu'on y envoie sans réflexion et qui ne peuvent que s'aggraver à cette altitude.

Je vais donner d'abord les observations météorologiques prises à l'hôpital militaire pendant six années, en déduire la caractéristique du climat, en étudier les divers phénomènes et leurs variations ou perturbations pendant la saison thermale, donner la physionomie de chaque mois, enfin, apprécier l'influence des divers météores sur la végétation, les productions naturelles ou artificielles, sur l'homme sain et malade.

Les observations ont été prises au moyen d'un baromètre de Fortin, parfaitement construit et contrôlé au besoin par un baromètre de Gay-Lussac et un baromètre anéroïde. La cuvette du baromètre était placée à un mètre environ du sol du rez-de-chaussée de l'hôpital militaire, qui est lui-même de niveau avec la plate-forme des piscines, point choisi pour déterminer l'altitude moyenne de la localité.

La température a été relevée au moyen des thermomètres *a maximâ* de Nigretti et *a minimâ* de Rutherford; l'hygrométric de l'air a été mesurée avec le psychromètre d'August. Les observations ont eu lieu tous les matins à neuf heures, et elles ont été répétées ou corrigées dans la journée, lorsqu'il est survenu quelque perturbation ou quelque phénomène nouveau. Ces instruments étaient placés à une croisée de l'hôpital donnant au nord et éloignée de toute action directe ou réfléchie des rayons solaires.

Le tableau ci-contre contient le résumé des observations recueillies pendant six ans, et donne déjà, dans son ensemble, une idée très-exacte du climat de Baréges, qui se distingue de celui des plaines voisines par la faible pression atmosphérique, l'abaissement de la température, la fréquence des brouillards et la chute de la neige, phénomènes insolites dans cette saison et sous cette latitude, et qui, à Baréges, sont assez ordinaires et ne laissent pas que d'épouvanter en général les étrangers et de leur donner des craintes sur le résultat de leur cure thermale.

Ces alarmes, disons-le de suite, sont exagérées ; avec des précautions, on peut éviter les inconvénients du climat de Baréges qui, par compensation, offre aux constitutions faibles et étiolées un air pur, tonique et vivifiant, qui retrempe les forces, ranime les fonctions et produit une réaction salutaire sur les organismes débilités.

Observations météorologiques recueillies à Baréges,

ANNÉES.	MOIS.	BAROMÈTRE.			THERMOMÈTRE.		
		Maximum	Minimum	Moyenne à zéro.	Maximum	Minimum	Moyenne
		millim.	millim.	millim.	°	°	°
1863.	Juin.	668	650	656,5	20,5	6,	13,25
	Juillet.	664	658	659	24,	12,5	18,25
	Août.	663	652	655,5	24,5	8,	16,25
	Septembre.	662,5	646,5	652,5	17,6	7,	12,30
1864.	Juin.	667	654	655	22,	3,	12,82
	Juillet.	665	653	658	23,	7,5	16,08
	Août.	664	652	655	25,	4,	16,20
	Septembre.	668	650	653	26,	3,	13,43
1865.	Juin.	667	655	654,2	23,	7,4	15,80
	Juillet.	666,7	657,7	655,6	27,5	7,2	16,30
	Août.	666,8	657,6	655,5	29,2	5,8	15,60
	Septembre.	667,1	657,8	655,8	26,4	6,9	16,90
1866.	Juin.	666.	658,7	658,8	24,3	3,6	14,
	Juillet.	666,5	651	660	28,5	7,2	17,63
	Août.	664,5	656,8	659,5	27,5	6,5	15,85
	Septembre.	663,3	644,9	658,6	17,15	8,8	13,
1867.	Juin.	664,73	657,33	651,14	26,3	4,1	16,
	Juillet.	664,94	644,94	655,48	29,2	8,2	15,50
	Août.	663,32	649,12	659,13	29,3	7,4	16,70
	Septembre.	663,64	657,54	660,59	24,4	2,2	15,07
1868.	Juin.	664,44	655,82	660,54	24,	4,8	14,20
	Juillet.	662,53	650,34	659,20	29,8	8,4	17,85
	Août.	664,49	650,62	658,48	29,8	6,4	14,57
	Septembre.	664,82	649,96	657,39	26,	5,	15,05
Moyennes pour les six années.	Juin.	»	»	655,94	»	»	14,37
	Juillet.	»	»	657,93	»	»	16,75
	Août.	»	»	657,48	»	»	16,12
	Septembre.	»	»	656,25	»	»	14,14
Moyennes par mois pour la saison d'été.				657,07	»	»	15,30
Maximum absolu.				668,	»	»	29,80
Minimum absolu.				644,90	»	»	2,20
Plus grande amplitude des oscillations en six ans.				026,40	»	»	27,60
Plus grande oscillation en 24 heures.				014,78	»	»	19,90

pendant les saisons thermales de 1863 à 1868.

HYGROMÈTRE		ÉTAT DU CIEL			PLUIE ET NEIGE			VENTS	ORAGES	BROUIL-LARDS
Moyennes de		Nombre de jours			Nombre de jours			Direction	Nombre	Nombre
tension de la vapeur.	humidité relative.	beaux.	nuageux.	couverts.	de pluie.	de neige.	Quantité en millim.	domi-nante.	de jours.	de jours.
»	65,79	10,	10	10	3	2	»	N.O.	4	7
»	65,80	13	11	19	7	»	»	S.O.-N.O.	4	7
»	62,77	14	8	9	7	1	»	S.O.	2	5
»	68,83	14	10	9	7	3	»	N.O.-S.O.	1	6
8,64	75,	12	9	9	8	»	»	N.O.	2	5
9,69	67,6	9	6	6	7	»	40,	S.O.	2	3
8,59	64,59	15	16	»	10	»	35,15	S.O.	3	2
7,74	67,16	14	9	7	11	1	84,	S.O.	4	5
8,61	64,	15	6	9	8	1	17,40	S.O.	3	2
10,04	74,	8	11	12	17	1	95,78	S.O.	4	11
9,28	73,	6	16	9	15	»	68,25	S.O.	6	7
9,26	66,	12	10	8	10	»	48,15	S.E.	5	2
7,80	63,	11	6	13	12	4	76,	S.O.	4	5
9,58	63,	14	4	9	4	1	5,6	O.	4	6
9,34	76,	11	10	10	8	1	53,	O.	5	7
9,	75,8	12	8	10	8	3	138,	O. S.O.	1	6
9,04	77,	5	5	20	11	1	168,6	S.O. O.	6	8
9,92	77,25	7	3	21	14	»	51,9	S.O. O.	7	12
10,11	77,	9	4	18	14	»	66,8	S.O.	5	11
9,90	78,	2	8	13	12	»	85,9	S.O.	2	12
8,77	69,43	17	8	5	9	»	49,40	S.O.	4	6
8,95	63,38	25	4	2	6	»	45,10	S.E.	5	0
8,70	68,49	16	6	9	12	»	73,40	S.O.	5	6
8,88	64,10	16	11	3	10	»	54,30	N.O.	0	3
8,52	68,95	10,5	7	12,5	9	2	80,8	N.O. S.O.	2	5
9,84	68,93	10	7	14	8	0,5	55,9	S.O. O.	4	8
9,32	70,70	11	11	9	11	0,5	48,3	S.O. S.E.	4	7
8,97	74,16	10	0	14	9	2	87,1	S.O. S.E.	2	6
9,13	69,93	10,5	8,5	11,5	9	1	68	S.O.	3	6,5
»	98,21	»	»	»	»	»	»	»	»	»
»	24,	»	»	»	»	»	»	»	»	»
»	77,	»	»	»	»	»	»	»	»	»
»	73,	»	»	»	»	»	»	»	»	»

Barométrie.

La moyenne de la pression atmosphérique, pendant les quatre mois d'été, est de 657 millimètres, le plus grand maximum observé étant 668 millimètres et le minimum le plus bas 641,9.

Les variations diurnes périodiques du baromètre sont assez sensibles à Baréges ; les plus fortes pressions correspondent à 9 heures du matin et 9 heures du soir, les plus faibles à 3 heures du soir.

Les oscillations accidentelles n'ont pas une très-grande amplitude, il est permis de supposer qu'en hiver elles sont plus étendues ; cependant, les mouvements de la colonne mercurielle sont assez limités dans cette région. Cela dépend surtout de la force et de la direction des vents qui, dans la vallée, n'ont jamais une grande violence, les courants aériens étant brisés et retenus par les hautes montagnes qui dominent Baréges et l'abritent au nord et au sud.

M. Schœuffelle, pharmacien militaire distingué, a observé cependant des oscillations très-brusques de la colonne mercurielle sans changement dans le temps, des dépressions marquées avec le beau fixe, ce qui doit tenir à la rencontre des vents opposés des deux versants de la chaîne, qui forment un remous et des courants ascendants dont l'aspiration puissante amène des diminutions de pression dans les lieux voisins de l'axe du système orographique pyrénéen. Ce phénomène est visible au Tourmalet, où les courants opposés agissent sur les brouillards et les font monter verticalement avec une grande rapidité pour se perdre dans l'espace ; nous avons été plusieurs fois témoins de ces singuliers mouvements aériens.

La moyenne du baromètre est, au bord de la mer, ou 0 mètre d'altitude, de 760 millimètres ; à Toulouse, à 198 mètres d'altitude (observatoire), de 745^{mm} 565 ; à Baréges, à 1232 mètres, la moyenne de la pression de l'air n'est plus que de 657^{mm} 07. On sait que cette pression diminue de 0,0027 pour 29^m 2,355 ou, plus grossièrement, de 1 millimètre par 11 mètres d'élévation. Si l'on fait le calcul pour Baréges, on trouve que la moyenne barométrique étant à Toulouse de 745^{mm}565, elle devrait être à Baréges de 650^{mm}26, la différence d'altitude entre ces deux stations étant de 1,034 mètres ; et par rapport à 760 millimètres, au niveau de la mer, elle devrait être à Baréges, à 1232 mètres d'altitude, de 658 millimètres. La différence existant entre le chiffre tiré des observations et celui donné par la théorie et le calcul n'est pas très-grande ; elle provient de ce que nous n'avons les moyennes que de six années, période trop courte pour pouvoir obtenir un résultat invariable, et ensuite de ce que les observations n'ont été recueillies que pendant quatre mois de l'été, les oscillations du baromètre pouvant être plus fréquentes et plus amples dans la mauvaise saison.

Il résulte de cette comparaison que l'on peut adopter les chiffres relevés par nous comme suffisamment exacts et que l'altitude de Baréges doit être désormais fixée à 1230 ou 1240 mètres au plus, nombre vérifié par la hauteur moyenne de la colonne mercurielle dans cette station.

Il nous reste un moyen d'affirmer encore les résultats de

nos observations météorologiques : c'est de constater le degré exact de l'ébullition de l'eau à cette altitude. D'après nos expériences et celles de M. Schœuffelle, l'eau bout à Baréges à 95°,5. Or nous savons que le chiffre donné par le calcul est, pour 1250 mètres, de 95°,7. Donc notre baromètre et par suite la station de Baréges sont bien à l'altitude déterminée par les derniers travaux géodésiques de la carte de France.

M. Schœuffelle a publié une note sur l'action des eaux et de l'altitude de Baréges. Pour lui, l'élévation au-dessus du niveau de la mer explique tous les effets curatifs qu'on attribue à ces thermes. Nous admettons bien que l'influence de l'altitude est pour beaucoup dans la production des phénomènes physiologiques et pathogéniques qu'on remarque à Baréges ; mais l'action des eaux doit en être nettement distinguée, elle s'exerce d'ailleurs par des voies bien différentes.

La théorie de M. Schœuffelle est entachée d'une physiâtrie exagérée.

A ce compte les eaux sulfureuses et celles de Baréges n'auraient aucune efficacité si elles se trouvaient au bord de la mer ; et pour obtenir des guérisons analogues à celles que l'on observe ici, il suffirait de transporter les malades sur le sommet d'une montagne quelconque !

Le poids de l'air sur le corps humain étant, au bord de la mer, de 18,068 kilogrammes, à 1250 mètres d'altitude ce poids n'est plus que de 16,538 kilogrammes et l'allégement éprouvé est égal à 1530 kilogrammes.

M. le docteur Martin, médecin en chef à Baréges en 1866, a remarqué qu'on se fatigue moins dans les montagnes que dans la plaine, et, malgré la rudesse des pentes et la dépense des forces pour effectuer les ascensions, on ne ressent point une lassitude proportionnée aux efforts; cela tient aux contractions alternatives des différents muscles mis en jeu pour gravir les pentes et les descendre, mais cela tient aussi au poids moindre de l'atmosphère qui rend le corps plus facile à déplacer.

La vapeur d'eau, par sa présence dans l'atmosphère, est une cause fréquente d'erreur; il est certain que l'air est d'autant plus transparent qu'il en contient davantage, et s'il arrive un abaissement subit de température, il se fait une condensation qui peut amener de la pluie ou tout au moins des nuages; ainsi l'on a tort de croire que l'air est pur quand on distingue les objets de très-loin; c'est le contraire qui est vrai, et le montagnard ne s'y trompe pas, la vue des montagnes éloignées est pour lui un signe de pluie.

La transparence de l'air est d'autant plus grande qu'on s'élève davantage : Ramond a constaté expérimentalement que la puissance calorifique des rayons lumineux est plus considérable sur les sommets que dans la plaine. Sur le pic du midi, ce savant enflammait des corps avec une très-faible lentille; il avait remarqué également que la transpiration est plus active dans les montagnes à cause de la diminution de pression de l'air; il pensait que le développement des hommes était plus rapide dans ces régions et que les montagnards, plus vigoureux que les habitants des plaines basses et humides, avaient aussi une existence plus courte. Serait-il donc possible de mesurer sur les oscillations barométriques le degré d'énergie et d'activité des populations et la durée moyenne de la vie? Toutes ces questions très-intéressantes auraient besoin d'être reprises et élucidées.

Il n'a pas été fait, que je sache, d'analyse chimique de l'air sur les hauteurs qui nous environnent et au fond de notre vallée, c'est une lacune à combler. Il serait utile également d'instituer des observations ozonométriques et iodométriques très-intéressantes par la comparaison qu'on pourrait faire avec celles de la plaine.

On pourrait également installer des appareils propres à recueillir les matières organiques en suspension dans l'air, pour vérifier sa puissance fermentescible due aux germes ou sporules qu'il contient. Il faudrait répéter d'une manière permanente des expériences qui n'ont été exécutées qu'accidentellement et dont le résultat importe à la solution des problèmes posés par les partisans et les antagonistes de l'hétérogénie.

Les oscillations barométriques observées à Baréges se répètent avec une extrême précision dans la plaine; il en est de même des autres météores principaux. Pour mettre cette assertion en évidence, j'ai comparé les tables dressées à Toulouse et à Baréges aux mêmes heures et faites avec les mêmes instruments; on y remarque une coïncidence presque mathématique, et les courbes barométriques et thermométriques que j'ai tracées avec les moyennes quotidiennes sont presque exactement parallèles.

Baréges se trouvant sur l'extrême limite sud de la France, au centre et presque au sommet de la barrière qui nous sépare de l'Espagne, les observations prolongées faites dans cette station peuvent servir à découvrir dans quel sens marchent les marées atmosphériques. En effet, les pressions ou dépressions n'ont pas lieu simultanément à Baréges, à Toulouse et à Paris; il serait donc important de noter l'heure précise où ces phénomènes se produisent dans ces diverses localités; mais pour cela il faudrait des enregistreurs automatiques.

On voit que si l'on attache un grand prix aux observations météorologiques, si l'on veut en tirer des déductions scientifiques et des données pratiques importantes, il faut s'astreindre à une foule de détails qui sont encore négligés et surtout pourvoir les observatoires officiels et bénévoles de séries complètes d'instruments perfectionnés, afin d'arriver à une précision en quelque sorte mathématique, sans laquelle il est impossible d'avoir confiance dans les résultats et de découvrir les lois inconnues jusqu'ici qui président à l'évolution des divers météores.

La hauteur au-dessus du niveau de la mer étant à Baréges de 1232 mètres, la longueur du rayon terrestre y est de 6,369,300 mètres, c'est-à-dire égale au rayon de la terre sous le 39e degré de latitude; ainsi donc, par son altitude, Baréges est comme rapprochée de l'équateur de 3°,50'. La conséquence de ce fait, c'est que la vitesse de rotation du globe, qui, au niveau de la mer et sous la latitude de Baréges, est de 342 mètres par seconde, est à Baréges environ de 360 mètres; elle est donc plus rapide, et la force centrifuge plus forte de 2 millimètres, tandis que la pesanteur est diminuée de 2^{mm}4.

La longueur du pendule, pour battre la seconde, doit avoir, sous la latitude des Pyrénées, 0^m,993,20; à Baréges on ne doit plus lui donner que 992^{mm},88, pour obtenir des oscillations d'une seconde. Une pendule bien réglée à Paris doit donc être corrigée pour son emploi à Baréges ; sans cela elle retardera d'une heure par mois.

Ces diverses données, dues au calcul, peuvent être modifiées par l'observation directe, parce qu'on n'a pas tenu compte de la moins grande densité de l'air, et par conséquent de sa résistance moindre à mesure qu'on s'élève, ainsi que de l'attraction spéciale des montagnes. Cette dernière considération serait insignifiante, si l'on s'en rapporte aux expériences négatives de M. Petit, ex-directeur de l'observatoire de Toulouse ; ce savant pensait que l'attraction des Pyrénées est nulle *parce qu'elles sont creuses.*

Il serait également important de déterminer les variations électrométriques et magnétiques à Baréges ; ce qui n'a pas été fait encore faute d'instruments. Bravais dans les Alpes, Forbes dans les Pyrénées, n'ont constaté aucune perturbation produite par les différences de niveau sur l'intensité horizontale du magnétisme terrestre.

En 1787, MM. Reboul et Vidal firent dans ces parages diverses opérations de nivellement. Ils restèrent trois jours sur le pic de Bigorre, dans une cabane construite en pierres sèches, à 7 toises 1/2 du sommet. Pendant les trois nuits le thermomètre ne descendit pas au degré de congélation, on était en été.

La quantité d'oxygène de l'air leur parut diminuée d'un quart. La déclinaison de l'aiguille aimantée était de 19° et quelques minutes, son inclinaison de 60°,30'; la variation diurne fut la même que dans la plaine ; le maximum de 2 à 3 heures et l'arc de variation de 12 à 15'.

MM. Reboul et Vidal exécutèrent les premiers l'ascension

au sommet du Néouvieille, réputé jusqu'alors inaccessible ; ils montèrent et descendirent par la vallée de Lienz. Cette excursion se fait très-facilement aujourd'hui.

En 1842, MM. Arago, Laugier, Mauvais, de l'observatoire de Paris, et Petit de Toulouse, firent simultanément des expériences sur le Canigou et au Vernet (Pyrénées-Orientales), sur l'intensité magnétique et les mouvements de l'aiguille aimantée ; ils trouvèrent que : 1° les forces magnétiques diminuent à mesure qu'on s'élève dans la proportion de 1/100 par 2133ᵐ ; 2° les variations diurnes sont instantanées en haut et en bas ; 3° l'inclinaison a été plus faible de 5′ sur le Canigou (2785 mètres) qu'à son pied ; 4° l'amplitude des oscillations de l'aiguille aimantée décroît très-rapidement, il ne faut que 250 oscillations au sommet, entre deux limites d'amplitude, pour que l'aiguille s'arrête, il en faut 400 dans la plaine.

Mais le vaste champ des études météorologiques ne s'arrête pas là ; nous arrivons maintenant à une des plus importantes, celle de la température.

Thermométrie.

Les indications fournies par notre tableau, pendant six années, pour les mois de juin, juillet, août et septembre, sont déjà précieuses ; elles font voir que la température de la saison thermale flotte entre 2°, plus grand minimum, et 30° plus grand maximum ; le mercure ne descend jamais au-dessous de zéro et ne monte pas au-dessus de 30°. La moyenne générale est de 15°,30, c'est celle de Toulouse au mois de mai. Les moyennes mensuelles ne s'écartent pas de 14° à 17° ; le mois le plus chaud est juillet; le plus froid septembre; août est délicieux, juin très-variable.

En l'absence d'observations régulières en hiver, il était difficile de connaître la moyenne annuelle de température et le climat réel de Baréges.

Pour obtenir cette donnée j'ai étudié les diverses sources froides qui avoisinent la localité, et je me suis arrêté à la source *Mouré*, située derrière l'hospice civil au pied de la forêt; elle émerge à l'exposition nord ; elle est très-abondante, et sa thermalité est constante en toute saison ; l'hiver, au dire des habitants, elle paraît chaude et fume. J'ai plongé le thermomètre dans cette source par tous les temps, au commencement et à la fin de l'été, après les pluies, les orages, les neiges, le brouillard, par 5 ou 6° de température ambiante et par 25 et 28°; toujours j'ai obtenu le même chiffre de 7°,2; mon instrument est excellent, très-sensible, bien étalonné et gradué sur tige.

Il est donc permis d'adopter le chiffre de 7°,2 comme représentant la température moyenne du lieu; ce chiffre doit être exact, voici pourquoi : la température moyenne de l'année à Toulouse est de 12°,725, elle serait de 5°,5 plus élevée que celle de Baréges ; en effet, la température des 4 mois d'été étant à Baréges de 15°,30, celle de Toulouse est de 20°, et cette différence de 5° dans les moyennes mensuelles se maintient toute l'année. Quant aux écarts extrêmes, nous connaissons les maxima ; pour les minima, d'après les sœurs de l'hospice, ils descendraient à 10° et 15° accidentellement. De telle sorte qu'il nous est possible d'asseoir ainsi les diverses moyennes mensuelles et les éléments du climat de Baréges :

Moyenne de : Décembre . . . . 0°   ⎫
Idem. . . . . Janvier. . . . . + 0,5 ⎬ Hiver. . . . . . 0°
Idem. . . . . Février. . . . + 0,5 ⎭

Idem. . . . . Mars. 3   ⎫
Idem. . . . . Avril. . . . . . 6,5 ⎬ Printemps , 6°,5
Idem. . . . . Mai. 10   ⎭

Moyenne de : Juin. . . . . . 14°   ⎫
Idem. . . . . Juillet. 17   ⎬ Été. . . . . 15°,3
Idem. . . . . Août. 16   ⎭

Idem. . . . . Septembre. . . 14   ⎫
Idem. . . . . Octobre. . . . 8,5 ⎬ Automne. . 7°,8
Idem. . . . . Novembre. . . 2   ⎭

Mois le plus chaud : juillet. — Mois le plus froid : janvier.

Températures extrêmes : maximum + 30°; minimum — 15°.

Il n'y a en réalité que deux saisons : une très-supportable, d'avril à octobre, où le thermomètre oscille autour de 10°; une très-rigoureuse, de novembre à avril, pendant laquelle la température est souvent au-dessous de zéro.

Le thermomètre parcourt annuellement une échelle de 45° de —15° à + 30°; cela n'a rien d'excessif, c'est à peu près ce qui se passe à Paris tous les ans. J'ai découvert que sous les divers climats la température se meut dans une échelle de 45°; que la moyenne annuelle d'un lieu est à égale distance des deux extrêmes, de façon que, connaissant ou le minimum ou le maximum ordinaires d'une localité, ou sa moyenne seule, on peut, avec un de ces éléments, trouver les deux autres.

Ainsi, à Toulouse, moyenne thermométrique 12°,5, le maximum sera de 35°, en ajoutant le chiffre 22°,5 qui est la moitié de 45°; pour le minimum, il sera de —10°, parce que 12°,5 moyenne et 10° au-dessous de zéro font 22°,5 moitié de 45. Ainsi à Baréges, 30° maximum connu donne 7°,5 de moyenne en retranchant 22°,5 et —15° de minimum. Ainsi, en Algérie, minimum 0°, 45° maximum, 22°,5 moyenne, etc. Cette loi s'applique partout très-approximativement.

D'après les courbes parallèles que nous avons dressées avec les moyennes thermiques recueillies à Baréges et à Toulouse, la différence de température entre ces deux stations est régulièrement de 5°. La moyenne annuelle à Toulouse étant de 12°,5, elle devra être à Baréges de 7°,5, calcul qu'on peut étendre à tous les mois de l'année et dont l'exactitude se vérifie très-bien. Il faudrait pouvoir comparer Baréges avec Tarbes, ce qui pourra se faire plus tard, mais Toulouse est le type du climat girondin ou du S.O, auquel Baréges appartient, ainsi que Luchon que MM. Lambron et Lézar ont comparé avec Perpignan, ce qui est une erreur.

Il est une dernière manière d'arriver au résultat que nous cherchons, c'est-à-dire à connaître très-approximativement la température moyenne de l'année à Baréges. Dans les Pyrénées, un degré d'abaissement de la température moyenne correspond à 180ᵐ d'élévation. Si l'on fait ce calcul entre Toulouse et Baréges, on trouve que la différence d'altitude étant de 1034 mètres, la différence de température est de 5°,6 ; la température moyenne à Toulouse étant de 12°,725, celle de Baréges doit être de 7°,125 qui se rapproche énormément du chiffre que nous avons adopté d'après la température constante de la source Mouré.

C'est donc un point bien acquis et qui est vérifié de plusieurs manières, que la température moyenne annuelle de Baréges est de 7° à 7°,5.

La persistance des froids en hiver et la courte période des chaleurs en été font que l'on est obligé de reculer beaucoup au nord, si l'on veut trouver un climat comparable à celui de Baréges. Les moyennes annuelles thermiques de 7° et de 7°,5 ne se montrent que vers le 55° ou le 60° degré de latitude nord, dans la zone des climats froids, tels que ceux du littoral de la Suède et de la Norwége. D'après Guillaume Malhmann, les pays de plaines basses (50 ou 60 mètres au-dessus du niveau de la mer), dont la température annuelle moyenne est de 7°,5, sont : Utica (Etats-Unis), Jhorshawac (Norwége) et Varsovie (Pologne). Les lieux habités, d'une altitude approchant celle de Baréges, sont Téhéran, en Perse, et Briançon dans les Alpes. Dans cette dernière ville, la température est plus élevée qu'à Baréges, ce qui peut tenir à une différence dans l'exposition. L'influence solaire varie extrêmement avec la latitude: ainsi l'hospice du mont St-Bernard, à 2,491 mètres d'altitude et par 45°,50 de latitude, n'a qu'*un degré* de température annuelle, tandis que Mexico, qui est à peu près à la même hauteur (2,277 mètres), mais bien plus rapprochée de l'équateur (19°,26 de latitude), jouit de 16°,6 de température moyenne; cela dépend du plus ou moins d'obliquité des rayons lumineux.

L'influence solaire varie beaucoup dans certaines positions, la latitude et l'altitude étant les mêmes; ce qui tient au nombre d'heures pendant lesquelles les rayons directs du soleil envoient leur chaleur bienfaisante. La végétation, la permanence des neiges dépendent beaucoup de l'exposition; c'est pour cela que le pic du Midi, malgré son élévation (2,900 mètres), n'a point de neiges à son sommet; c'est pour cela que le versant français, ou nord des Pyrénées, présente seul des glaciers. Il arrive fréquemment que des crêtes ou des pics élevés cachent le soleil une grande partie du jour, surtout en hiver. Sous ce rapport, Baréges n'est pas très-favorisé; enfoncé dans une gorge étroite, fermée au sud-est et au nord-ouest par des montagnes élevées, l'astre radieux ne lui apparaît que longtemps après son lever et disparaît bien avant son coucher réel.

Au pied des Pyrénées, par 43°,30, latitude moyenne de la chaîne, le soleil, au solstice d'été, se lève à 4 h. 22′ et se couche à 7 h. 39′; pour Baréges, à la même époque, il n'apparaît le matin qu'à 5 h. 50 et disparaît à 6 h. 10 du soir, on ne le voit que 12 heures au maximum.

A l'équinoxe d'automne (21 septembre), le lever et le coucher normaux ont lieu à 5 h. 47′ du matin et 5 h. 59 du soir; pour Baréges, à ce moment de l'année, le soleil se lève à 8 h. 15 et se couche à 5 heures; il y a donc toujours une perte ou différence avec la plaine de 2 h. à 3 h. 1/2.

L'hiver, la différence est plus considérable encore, de façon que l'apparition du soleil n'est plus que de six heures, de 9 heures du matin à 3 heures de l'après-midi, et comme les jours sereins sont rares, on voit quelle faible quantité de calorique est départie, pendant la moitié de l'année, à cette vallée.

Luz, par sa position déclive au fond d'un entonnoir, est encore plus mal partagé; au solstice d'hiver, on n'y voit le soleil que 4 heures par jour. Enfin, il est certaines localités qui sont totalement privées de la présence de l'astre du jour une partie de l'année.

Par compensation, à mesure qu'on s'élève, les rayons du soleil ont une action calorifique plus énergique, à cause de la transparence et de la moindre densité de l'atmosphère. Comparativement à la température de l'air à l'ombre, la chaleur des rayons directs et celle du sol sont plus considérables sur les sommets qu'au niveau des plaines: aussi la végétation et la vie, en général, y sont plus rapides, plus actives pendant les mois d'été, ce qui permet aux productions naturelles de récupérer le temps perdu pendant leur long ommeil d'hivernage.

L'intensité des rayons solaires sur les montagnes se démontre par la rapidité avec laquelle on allume des corps avec une faible lentille, par l'éclat des couleurs, la puissance de la vue, l'instantanéité des images photographiques, la fréquence des érythèmes solaires ou coups de soleil, contre lesquels les touristes s'arment de voiles et de couvrenuques plus ou moins élégants.

Cette augmentation de la chaleur, à mesure qu'on s'élève, avait fait dire à Darcet, à la suite de sa dissertation sur la dégradation des Pyrénées, que, d'après ses expériences et celles de Guiot, faites au pic du Midi et au pic d'Ayré au-dessus de Baréges, le mercure du thermomètre monte en raison directe de l'altitude. Ainsi, le 9 septembre 1774, il aurait marqué, dans une ascension au pic du Midi, 12°,1/4 au lac d'Oncet; 15°,1/2 à la Hourquette des Cinq Ours; 16°,1/2 au petit lac; 29°,1/2 au sommet du pic, au soleil, et 23° à l'ombre. Il y a là une erreur d'observation flagrante, elle a déjà été relevée par Lapeyrouse; le 5 août 1782, ce savant voyait son thermomètre placé à l'ombre et au nord sur le sommet du pic du Midi à 11 h. 1/4 du matin, marquer 10° centigrades, à l'ombre ; à Baréges, à la même heure, un thermomètre semblable marquait 17°.

Le 10 août 1865, je gravis le pic du Midi ; à neuf heures du matin j'étais au sommet, par un temps serein et un fort vent du sud-ouest ; un thermomètre placé dans des conditions favorables, à l'ombre, au nord, à l'abri du vent et du rayonnement, n'a pas dépassé 6° au-dessus de zéro. A Baréges, à la même heure, avec un instrument identique, par un ciel découvert et un vent d'ouest faible, on avait 18°. A Toulouse, au même moment, avec un thermomètre pareil, par un temps couvert et un vent du sud-est faible, on notait 22°, 8. La théorie de Darcet ne se vérifie que si l'on ne tient compte que de la chaleur produite par les rayons directs du soleil. Le 17 septembre 1866, par un temps magnifique et un vent du sud-ouest, je fis l'ascension de l'Ayré, à 800 mètres au-dessus de Baréges ; à 3 heures du soir, mon thermomètre, à l'ombre et au nord, marquait 15° ; exposé au soleil au niveau du sol, il monta à 36°, 5 ; à la même heure, à Baréges, il y avait 21°, 5 à l'ombre et 33°, 2 au soleil.

Le 6 septembre 1867, à 3 heures du soir, le thermomètre à l'ombre marquait 20° à Baréges et 15° au Tourmalet ; au soleil il donnait à Baréges 26°, au Tourmalet 27°.

Ainsi donc, sur les montagnes, la chaleur diminue *à l'ombre* et augmente *au soleil* à mesure qu'on s'élève.

Hygrométrie.

L'humidité de l'air n'est jamais excessive à Baréges ; le degré de saturation n'est jamais atteint, et le psychromètre permet de constater que la tension moyenne de la vapeur flotte entre 8,35 et 10,04, moyenne générale : 8,95 ; tandis que l'humidité relative oscille entre 55 et 76°, moyenne de 67°,85, pendant les mois d'été. Il est permis de supposer que l'hiver il n'y a pas de grands changements dans ces chiffres, car, pendant les froids extrêmes, la sécheresse doit être grande ; et la pluie, très-rare, est représentée, à cette altitude, par de la neige qui n'imprègne pas l'air d'humidité. Par suite de cet état relativement faible de l'humidité de l'air, l'évaporation est très-active dans ces régions à la surface des corps organisés et du sol ; le rayonnement y est excessif, le refroidissement des corps exposés rapide, la rosée abondante, la dessiccation des terres après les pluies très-prompte, etc.

Les météorologistes sont divisés sur un point qui nous semble résolu ; c'est qu'il y a moins d'humidité sur les montagnes élevées que dans les plaines basses.

Les différences de température entre les couches inférieures et supérieures de l'atmosphère produisent des condensations de vapeur et par suite la formation de brouillards sur les hauteurs. Ce phénomène est très-commun à Baréges et constitue un des inconvénients de son climat. Au-dessus des plateaux, à 2000 mètres, les brouillards règnent en été presque tous les jours et mettent souvent obstacle aux plaisirs des touristes en les privant du spectacle qu'ils se proposent dans leurs ascensions.

Généralement, les matinées sont sereines ; c'est vers midi que se forment les brouillards ou nuages, ils se massent sur les flancs de Labats-Blancs, remontent vers le fond de la vallée jusqu'au Tourmalet, restent là immobiles,

les vents n'ayant aucune action pour les déloger, tandis qu'à
Luz on jouit d'un beau ciel et que le pic du Midi émerge
souvent de cet océan de vapeurs qui baigne ses pieds.

Ces brouillards se forment sur place par l'action du
soleil brûlant sur un sol humide et par la condensation
des vapeurs dans un air refroidi ; nous avons souvent été
témoin de ce phénomène ; le sol détrempé fume et dégage
des vapeurs visibles ; la terre a donc, comme la peau humaine,
une transpiration sensible et insensible. D'autres fois, après
les pluies survenues dans la plaine, l'air échauffé et raréfié
des sommets forme un courant d'aspiration : alors les vapeurs montent, s'élèvent en grandes masses, comme un ri-
deau de théâtre, ou bien rampent et glissent le long des parois de la vallée, s'accrochent aux cimes, s'endorment dans
les bas-fonds, combinent et dégagent leur électricité,
fomentent des orages, se résolvent en pluie ou en neige,
ou disparaissent comme par enchantement, suivant la température des couches qu'elles traversent. Ce qui fait la fréquence des brouillards à Baréges, c'est que cette localité
se trouve dans la région moyenne des nuages. Ceux-ci sont
quelquefois plus bas, à 800 mètres le matin ; mais très-souvent plus haut, à 1800 mètres presque tous les jours l'a-
près-midi.

Ces mouvements atmosphériques sont ici d'une brus-
querie dont on n'a pas idée dans la plaine ; il est parfois curieux de voir cet envahissement des nuages s'opérer en
quelques minutes, sous les yeux et sous les pas de l'observateur attentif et du touriste désappointé. L'apparition des
brouillards ne tient qu'à une différence de température ;
aussi un brouillard peut être intense sans qu'il y ait pour

cela plus d'humidité dans l'air que lorsque les vapeurs accumulées sont invisibles. C'est pour cela qu'on admet un *brouillard sec* lorsque l'hygrométrie de l'air est sensible, mais moins intense que quand la vapeur d'eau sature l'air sans être apparente.

Je passe la description du spectacle saisissant dont on est fréquemment témoin dans ces régions, lorsque ayant gravi les grands sommets on voit onduler à ses pieds les vagues d'une mer de nuages où gronde le tonnerre et que sillonnent les éclairs.

Etat du ciel, pluies, orages.

Malgré la position désavantageuse de Baréges, le temps est souvent beau en juillet et août, assez beau en septembre, très-variable en juin. D'après nos relevés météorologiques, en juin et en septembre, on peut compter sur 12 jours sereins, 15 jours de temps couvert. En juillet et août, la moitié du mois, le ciel est serein et l'on n'a à craindre que 4 à 8 jours de mauvais temps.

Le brouillard enveloppe Baréges, en moyenne, 5 jours par mois; minimum, 2 jours; maximum exceptionnel, 11 jours; maximum ordinaire, 7 jours.

Les orages viennent souvent déranger le temps en été. La pluie dans la plaine amène toujours dans la montagne un abaissement de température et des brouillards.

Comme nous l'avons fait voir plus haut, le temps à Baréges est tout à fait lié à celui qui règne au pied et au nord des Pyrénées, et même dans toute la France. Il serait facile de prouver, en plaçant nos tables météorologiques en regard de celles de Tarbes, de Toulouse, etc., que tous les accidents météorologiques de la plaine ont leur retentissement dans nos montagnes.

On est donc à Baréges dans une région météorologique qui correspond à celle du S. O. de la France. Il serait intéressant de savoir si le nord de l'Espagne possède un climat analogue, et participe aux mêmes fluctuations dans les phénomènes de l'air. Nous ne le pensons pas.

Les climats sont divisés par grands bassins, et le climat girondin a des limites bien tracées; il ne saurait s'étendre au sud, les hautes montagnes de la chaîne constituant une barrière qui met obstacle à la propagation des vents et des nuages d'un côté à l'autre.

Les nuages qui passent la frontière dans un sens ou dans l'autre sont ceux qui sont très-élevés et isolés dans l'atmosphère; les nuages bas sont arrêtés au flanc des montagnes, s'insinuent dans les gorges ouvertes perpendiculairement à l'axe et ne dépassent pas les cols.

Il peut donc faire beau au nord des Pyrénées quand il fait couvert au sud, et réciproquement. Les vents, les pluies, les orages sont différents, la température l'est aussi. Il existe une grande dissemblance entre la végétation du nord et celle du midi de la chaîne. Les versants sud sont complétement déboisés, arides, nus; leur aspect physique change étrangement; la neige, accumulée en glaciers sur les flancs exposés au nord, disparaît sur les pentes opposées. Quoique les plus grands sommets soient en Espagne (*Maladetta, Mont-Perdu*), cependant les neiges permanentes y sont bien moins communes.

La ligne de partage des eaux ne distribue pas ce liquide en deux parties égales; il en coule bien plus au nord qu'au midi. La forme des montagnes, qui, outre leur constitution géologique, dépend du ravage prolongé des eaux, est bien différente des deux côtés. Les ravins, les arrachements verticaux, les bouleversements sont bien plus accentués en France qu'en Espagne, et il est de règle que lorsqu'on veut gravir un pic élevé on doit l'attaquer par le sud.

De ces diverses considérations il ressort que le climat est différent selon qu'on se trouve d'un côté ou de l'autre des Pyrénées. C'est ce que l'expérience directe pourrait facilement vérifier.

A Baréges, le nombre des jours de pluie est de 9 en moyenne par mois, en y comprenant les orages; la quantité d'eau mesurée au pluviomètre égale 56 millimètres, ou 6 millimètres un quart par jour de pluie. A Toulouse, en 24 ans, d'après les observations de M. Petit, pendant les quatre mois d'été, il y a onze jours de pluie par mois, donnant 49 millimètres un tiers d'eau, ou 4 millimètres et demi par jour de pluie.

D'où il résulte qu'à Baréges il pleut moins souvent qu'à Toulouse, mais que la quantité d'eau qui tombe est plus considérable.

Les orages sont assez fréquents; on en compte cinq par mois, 20 ou 24 pour toute la saison. Ils sont, en général, de courte durée, mais leurs ravages n'en sont pas moins affreux. Les éclairs répétés, le grondement du tonnerre répercuté par mille échos, la masse des eaux qui se précipite, offrent l'image d'un cataclysme effrayant. Cependant la foudre frappe de préférence les sommets aigus et rarement le fond des vallées; sous ce rapport, Baréges est en pleine sécurité.

La grêle est aussi un phénomène très-rare dans notre vallée.

C'est principalement en juillet que les nuages chargés d'électricité passent sur nos montagnes. Leur marche est très-régulière; ils viennent toujours du sud-ouest; ils semblent se former sur les hauteurs du Vignemale et de Gavarnie, passent obliquement au-dessus de Baréges, pour se perdre vers le pic du Midi et la vallée de l'Adour.

Les pluies, qui surviennent par le nord-ouest, avec abaissement subit de la température, déposent de la neige sur les sommets qui avoisinent Baréges. Ce phénomène a lieu en juin et en septembre, deux et trois fois par an; en juillet et août, il se présente une fois tous les deux ans. Ces neiges éphémères s'arrêtent à l'altitude de 2,000 mètres; elles descendent rarement plus bas. Le thermomètre, sous leur influence, tombe au-dessous de 10° : mais jamais à zéro, c'est-à-dire à la gelée.

La neige ne tombe à Baréges même que très-exceptionnellement pendant la saison thermale, et jamais en juillet et août. Les 24 et 25 septembre 1866, une couche épaisse de neige couvrit tout le pays; il y en avait de 10 à 15 centimètres; elle s'étendait jusque vers Betpouey; à Luz, elle fondit à mesure; à Luchon, elle ébrancha tous les arbres de la promenade.

Les gens de Baréges prétendaient n'avoir jamais vu rien de pareil dans cette saison. En effet, ce n'est que vers le mois de novembre que les montagnes prennent leur blanc manteau d'hiver, qu'elles ne quittent ordinairement qu'en mars.

Il peut arriver exceptionnellement que la neige fonde,

même en hiver, dans les parties exposées au midi ; mais, le plus souvent, elle s'accumule en couches superposées de plusieurs mètres de hauteur ; les maisons sont alors obstruées dans la rue de Baréges jusqu'au premier étage. Les ravins sont comblés, les torrents ne coulent plus que sous des tunnels qu'ils se creusent sous les neiges accumulées dans leur lit ; les routes, les sentiers disparaissent, les croupes des montagnes s'arrondissent, les anfractuosités s'effacent, le pays prend un autre aspect ; les forêts couvertes de givre, les escarpements décorés de stalactites de glace, les cascades solidifiées, le froid intense, l'absence de tout être animé, donnent au pays un aspect sibérien.

Au dégel, la surface inférieure de la neige fond la première, se détache du sol, et détermine le glissement de ces grandes masses. De là, formation des avalanches, fléau de de ces contrées et principalement de la vallée du Bastan, qui réunit toutes les conditions favorables à ces désastreux cataclysmes.

A la surface de la terre, même dans les hivers les plus rudes, la température est au-dessus de zéro et fond la couche inférieure de la neige. Il en est de même dans les glaciers, qui fournissent toujours de l'eau par leur partie déclive ; cette eau se congèle dès qu'elle est en contact avec l'air, et ce n'est qu'au printemps qu'elle coule et fait le vide.

La température du sol, alimentée par la chaleur centrale du globe, n'est point épuisée par l'influence de l'air extérieur et celle du rayonnement ; elle est protégée par la couche de neige ou de glace qui couvre la terre, laquelle conserve une chaleur relative. Telle est l'explication d'un phénomène qui surprend au premier abord. C'est ainsi qu'on peut comprendre la préservation des larves et des germes enfouis dans la terre et qui ne périssent pas par les plus grands froids, dès que la terre est couverte d'une couche protectrice de neige.

Les baigneurs et les touristes sont très-préoccupés du temps qu'il fait ou qu'il fera; les uns, dans l'intérêt de leur cure thermale, les autres, pour leurs projets d'excursions. La prévision du temps n'est pas plus certaine dans la montagne que dans la plaine, et les paysans ne sont pas plus habiles que les savants pour pronostiquer le temps.

Le baromètre est un guide assez sûr; lorsqu'il monte régulièrement et que le vent souffle de la zone est, on peut être assuré du beau temps.

Vents.

Les vents qui règnent à Baréges sont peu variés; ils n'ont que deux directions dans le sens de la vallée. Celui de l'ouest à l'est est de beaucoup le plus fréquent; il dérive des vents du sud-ouest et du nord-ouest qui soufflent régulièrement dans cette région et qui règlent la marche des nuages au-dessus des montagnes dans les couches supérieures de l'air. Quelquefois, le vent du sud-est se fait sentir; il est la conséquence du siroco d'Espagne, qui vient d'Afrique, et embrase l'air de son haleine brûlante; mais il dure peu, est moins pénible que dans la plaine, mitigé par son passage sur les glaciers qui dominent Baréges au sud.

L'intensité des vents est toujours assez faible; si quelque tempête s'élève, elle amène les orages en été; en hiver, c'est le précurseur de quelque tourmente de neige.

Le vent d'est amène toujours le beau fixe. Quelquefois,

une brise locale de l'est se lève le matin et le soir; elle est produite par l'échauffement des bas-fonds et l'appel de l'air plus frais des sommets; c'est le contraire dans le jour, à cause de l'ardeur du soleil qui brûle la crête des monts.

La caractéristique de chaque mois se tire de l'étude des crises météorologiques qui se succèdent avec une certaine régularité produisant des accès périodiques de chaud et de froid d'une durée variable.

Juin. — Température moyenne, 14°,37; maximum, 26°; minimum, 3°. Ciel serein 12 jours, couvert 10 jours, variable 8 jours; pluie 46 millimètres répartis sur 8 jours; vents dominants nord-ouest et sud-ouest; neige sur les sommets 2 jours; 2 orages, 4 jours de brouillards.

Deux crises de mauvais temps de 10 jours chacune, une au commencement, une à la fin du mois, avec un accès de beau temps de 10 jours au milieu; ou bien deux séries de beaux jours séparés par une semaine de temps brumeux et froid avec pluie et neige sur les hauteurs; un troisième état du mois, c'est d'être très-variable avec quelques belles journées isolées.

En résumé, le mois de juin est le plus mauvais de la saison thermale; le mois de mai est souvent préférable, quoique plus frais et sujet à des gelées. Le mois de juin à Baréges, c'est le mois d'avril dans le midi de la France.

Juillet. — Température moyenne, 16°,75; maximum, 29°,2. Ciel serein 15 jours, couvert 8 jours, variable 8 jours; 47 millimètres de pluie répartie en 9 jours; 3 ou 4 orages; 7 jours de brouillard.

Deux accès de beau temps au commencement ou à la fin du mois, avec une crise de mauvais temps au milieu; ou bien des quatre semaines du mois, la première et la troisième sont désagréables, la deuxième et la quatrième magnifiques et marquées par d'assez fortes chaleurs.

Les orages sont ordinairement les causes de perturbation météorologique dans cette saison. Que le vent souffle du sud-ouest ou du sud-est, le temps devient lourd, pénible, un orage éclate ; le lendemain, brouillard ou pluie, avec abaissement de 10 à 15° dans la température ; ou bien les brouillards et les nuages font invasion dans la montagne par suite d'orages survenus dans la plaine.

Août. — C'est le mois le plus chaud et celui pendant lequel on peut espérer les plus longues séries de beaux jours. Ainsi il n'est pas rare d'avoir 15 ou 18 jours de beau temps au commencement du mois, une petite crise de 4 ou 5 mauvais jours, puis 8 jours de beau fixe pour finir. Ou bien le mois se divise en trois périodes : une mauvaise au début et à la fin, une excellente intermédiaire ; ou bien de courts accès alternatifs de 4 à 5 jours, séparés par une bonne série au milieu du mois.

Température moyenne, 16°,12 ; maximum, 29°,3 ; minimum, 4° ; état du ciel : 14 jours sereins, 5 jours couverts, 12 variables ; 50 millimètres de pluie en 10 jours ; vent dominant sud-ouest ou sud-est ; 4 orages, 5 jours de brouillard.

Septembre. — 15 jours de bon et de mauvais temps se partagent le mois en deux parties égales, ou forment des alternatives de 8 ou même de 4 jours ; parfois le mois est presque entièrement beau et forme une des saisons les plus agréables par son égalité et sa douceur.

Température moyenne, 14°,14 ; maximum, 26°,4 ; minimum, 3°; ciel découvert, 12 jours, couvert 9 jours; 9 jours variables; 79 millimètres de pluie en 9 jours; vents du sud-ouest ou du sud-est; neige sur les sommets 1 ou 2 jours; 2 orages, 4 à 5 jours de brouillard.

Il est bien entendu que les crises d'un mois ont leur retentissement le mois suivant; ainsi, lorsque août aura été très-beau, septembre pourra être mauvais, et réciproquement.

D'après ce qui précède, on voit que si juin laisse peu d'espoir de beau temps, juillet et août sont souvent magnifiques et septembre très-agréable.

Chacun des quatre mois de la saison thermale peut être assimilé à un des mois du printemps ou de l'automne dans le sud-ouest de la France, par sa température moyenne et ses autres accidents météorologiques. Ainsi le mois de juin ressemble au mois d'avril, le mois de juillet au mois de mai; le mois d'août au mois d'octobre, le mois de septembre au mois de novembre; de façon que les deux mois de grandes chaleurs, juillet et août, sont supprimés dans le climat de Baréges. Les quatre mois de la saison des bains semblent reculés ou avancés de façon à rappeler deux mois de printemps et deux mois de l'automne dans la plaine. Il y a deux périodes certaines de mauvais temps, une au solstice d'été, une à l'équinoxe d'automne. Baréges est surtout possible entre ces deux époques, du 25 juin au 20 septembre.

En définitive, l'été à Baréges ressemble au plus doux printemps et l'on n'y souffre jamais de la chaleur. Quant au froid, il n'est jamais excessif pendant la saison des bains; il paraît surtont exagéré par le contraste que l'on éprouve en arrivant des pays de plaines. Pendant l'hiver, Baréges passe pour inhabitable, c'est une erreur. Il existe en France des villes plus mal partagées sous le rapport du climat, nous avons cité Briançon ; mais, sans sortir des Pyrénées, nous avons Mont-Louis, à 1588 mètres d'altitude, qui est habité toute l'année et possède une garnison permanente ; Gavarnie, près Baréges, à 1335 mètres, n'est pas abandonné l'hiver, etc. Il y a donc là une exagération et un préjugé à corriger. L'hiver à Baréges est rigoureux ; l'été, comparativement à celui de la plaine, est des plus agréables ; nous prouverons que cette saison est extrêmement favorable dans une foule de cas pathologiques et pour certaines constitutions morbides.

La question de la contre-indication des eaux de Baréges par rapport à l'altitude et au climat reviendra souvent dans le cours de cet ouvrage. Dans l'étude des maladies, je parlerai des conditions hygiéniques locales ; cette question sera discutée encore lorsque je m'occuperai des accidents de la cure thermale. Lorsque j'étudierai les maladies des habitants du pays, j'entrerai dans des détails sur les indispositions ou accidents produits par le séjour de cette région élevée.

On a parlé de faire descendre les eaux de Baréges à Luz, pour éviter les inconvénients du climat ; je dirai mon sentiment à ce sujet en m'occupant des améliorations à introduire dans notre établissement.

En considérant chacun des états particuliers de l'air, on peut en déduire facilement les conséquences physiologiques qui en découlent et que l'on observe sur les êtres organisés qui vivent ou sont transportés à cette altitude.

La diminution de la pression atmosphérique est le phénomène capital dans cet ordre de recherches. Il en résulte une accélération dans les mouvements respiratoires, mais pas dans la circulation, circonstance physiologique bizarre qui sera étudiée plus loin. On observe souvent des vertiges, de la tendance aux congestions, aux hémorrhagies.

L'air frais et pur des montagnes vient encore ajouter à la suractivité de certaines fonctions. L'appétit se réveille, les forces renaissent, l'exercice devient plus facile, l'organisme semble éprouver une rénovation. D'un autre côté, les personnes sanguines, disposées aux apoplexies, aux maladies du cœur, celles qui ont une lésion plus ou moins profonde des poumons, se trouvent très-mal de leur séjour à Baréges, en dehors de l'action des eaux.

Il est donc très-important de connaître la situation topographique et climatérique de notre station thermale.

Les médecins, en général, ne sont pas fixés à ce sujet, et bien des malades nous arrivent ayant fait un voyage inutile.

M. Lombard (de Genève), *Stations médicales des Alpes et des Pyrénées*, a divisé les climats, suivant les altitudes, en climats toniques et vivifiants, de 700 à 1000 mètres; au-dessus se trouvent les climats toniques et excitants, c'est dans cette zone qu'est placé Baréges.

Nous renvoyons à la deuxième partie de cet ouvrage l'étude des modifications physiologiques que peut produire le séjour des montagnes élevées et les effets éprouvés par l'organisme sain ou malade.

Il nous suffit de faire pressentir ici que l'air et les eaux sont solidaires, que leurs effets funestes ou salutaires s'ajoutent. C'est la première fois qu'on envisage les résultats qu'on peut obtenir à Baréges sous le double point de vue du milieu hygiénique et des sources thermales, ces dernières ayant jusqu'à présent absorbé à elles seules l'attention des observateurs.

En terminant ce chapitre, nous ne nous dissimulons pas tout ce qu'il laisse à désirer. Le programme à remplir est très-vaste, nous ne désespérons pas de le compléter par de nouvelles observations sur les variations du baromètre et du thermomètre, l'humidité relative de l'air aux différentes heures de la journée, la température du sol à différentes profondeurs, le rayonnement nocturne de la surface de la neige, des plantes, des roches, du sol cultivé ou inculte ; la mesure de la chaleur propre des rayons solaires, selon les altitudes ; l'intensité de la vitesse du son ascendant ou descendant ; la végétation et la vie animale des principaux sommets (pic du Midi, Néouvieille) ; les phénomènes physiologiques qui se manifestent chez les hommes et les animaux, en séparant ceux qui tiennent à l'altitude de ceux qui sont la conséquence de l'abaissement de la température.

Enfin, il faudra tirer de ces données quelques conclusions appropriées à la cure thermale, à l'hygiène du baigneur, au bien-être et à la prospérité des populations qui vivent dans nos montagnes.

Il suffit de creuser un sillon dans la science pour apercevoir un abîme à combler.

CHAPITRE IX.

Population, industrie locale, hygiène, etc.

Les habitants de la vallée du Bastan sont peu nombreux; ils sont groupés dans une seule commune, celle de *Betpouey*, et dans le hameau de *Sers*, qui en dépend. Ces deux villages sont bâtis sur les flancs de la vallée, en face l'un de l'autre, à une altitude d'environ mille mètres, sur des terrasses qui dominent à droite et à gauche la route de Baréges à Luz.

Il existe, dans le haut de la vallée, des habitations temporaires, jusqu'à deux mille mètres environ; ce sont des granges, des étables et des maisons, où les cultivateurs viennent passer la belle saison; la plupart ont des propriétés dans la vallée de Luz, où ils passent l'hiver. Ces habitations d'été leur permettent d'exploiter et de soigner les prairies, les irrigations, de cultiver quelques céréales et d'abriter les troupeaux dans leurs premières migrations à la montagne.

Plus haut encore existent des campements pour les bergers ; ces installations sommaires se composent d'enceintes en pierres sèches et à ciel ouvert pour parquer les bestiaux la nuit, et de huttes recouvertes de gazon, où les pasteurs s'abritent et dorment enveloppés dans leurs manteaux et couchés sur un lit de feuilles sèches.

On a, dans ces régions, l'image de la vie frugale et pastorale, sans besoins et sans soucis, des temps primitifs de l'humanité. Cette rude existence des montagnards, exposés aux intempéries climatériques des hautes régions, leur donne une constitution vigoureuse et bien trempée ; mais leur caractère rustique est peu agréable pour les étrangers, contre lesquels ils nourrissent une antipathie traditionnelle, devenue un instinct irréfléchi dans les générations actuelles.

Les habitations temporaires, que l'on voit autour et au-dessus de Baréges, sont isolées, accrochées aux flancs des montagnes, groupées dans les parties dilatées des gorges et des vallées, et sur les plateaux qui offrent un certain développement horizontal du sol.

Ces maisons sont construites en pierres sèches, elles ont un toit de chaume. Le chaume est préféré à l'ardoise parce qu'il est plus chaud et ne se dégrade pas sous le choc des pierres qui roulent.

Les habitations sont défendues contre les avalanches par des éperons ou contre-forts puissants, arrondis, ou terminés en pointe du côté des versants supérieurs. Souvent le toit, adossé à la montagne, forme un plan uniforme avec la surface supérieure du sol, de façon à ne point laisser de prise aux éboulis de terre et de neige qui passent par-dessus la maison sans l'endommager.

Les contre-forts destinés à protéger les maisons sont recouverts de terre ; on y cultive des légumes et des fleurs ; ces jardins en terrasse se continuent avec les prairies, et il n'est pas rare de voir des moutons et des vaches paître ainsi sur le toit des granges.

Les intérieurs de ces habitations sont bas, sordides, mal aérés ; les paysans y vivent en commun avec les bestiaux ;

les fumiers encombrent les abords des étables et constituent
un foyer permanent d'infection. Les meubles qui garnissent
ces antres sont plus que rustiques et les ustensiles tout à
fait primitifs.

La race primordiale des indigènes a subi diverses altérations par suite des invasions nombreuses qui ont sillonné
le pays. Tour à tour Celtes, Ibères, Goths, Francs, Vascons,
Sarrasins, les Aquitains de Bigorre ont apporté, par leur
réunion à la France en 1620, un contingent hétérogène,
dont l'assimilation a été pénible, et qui conserve, après sa
fusion, des scories où l'on reconnaît l'empreinte des do-
minateurs espagnols et arabes.

Les mœurs simples, le caractère sauvage et fier, les instincts rapaces et défiants envers l'étranger, la sobriété, les
superstitions, tels sont les traits saillants d'un peuple que
le contact de plus en plus fréquent avec les gens de la
plaine tend à modifier tous les jours.

L'hospitalité n'a jamais existé dans les usages ni dans les
lois de ce pays, qui voulait vivre ignoré du monde entier.
Cet isolement était préjudiciable à la prospérité matérielle ;
mais il protégeait la vertu et la pureté des mœurs, qui ont
disparu de ces vallées, au dire des anciens, depuis la venue
des étrangers.

Les hommes sont petits, trapus, vigoureux, d'un tempérament bilieux-sanguin ; les femmes, d'un type plus agréable
que les hommes, sont grandes, avec une physionomie ex-
pressive et un air mélancolique.

La vallée de Luz a la réputation d'avoir été habitée autrefois par des géants de huit pieds de haut. Cette race
semble avoir disparu à la fin du siècle dernier ; il en est de

même des Cagots, réprouvés et maudits, reste des peuples vaincus.

On a découvert, à plusieurs reprises, dans la vallée, des ossements humains gigantesques; on doit les rapprocher des squelettes déterrés près de Maillezais, en Aunis, et qui ont appartenu aux Alains, auxquels Sidoine Appolinaire donne une stature des plus élevées.

D'après la statistique du recrutement en France, le département des Hautes-Pyrénées fournit un contingent dont la taille moyenne se rapproche de celle des départements du Nord, et cependant les conditions du sol, l'industrie, l'alimentation sont bien différentes. Il y a donc là une question de race dont l'influence n'est pas encore éteinte.

Les vêtements des hommes ont changé depuis le commencement du siècle et se rapprochent de ceux de la plaine. Les Barégeois ont abandonné le drap brun, la culotte courte, les guêtres de laine blanche et le bonnet pointu; le berret est conservé ainsi que les sabots à pointe relevée qu'ils portent en toute saison.

Les femmes ont la robe de bure, le jupon rouge et le capulet blanc ou rouge; les uns et les autres portent, contre le mauvais temps, un manteau brun à capuchon qui ressemble beaucoup au *pelone* des Corses ou au *burnous* des Arabes.

Déjà Dussault trouvait de grandes conformités entre les mœurs pastorales de ce canton et celles des peuplades de l'Atlas.

Les Barégeois sont intelligents, leur imagination est vive, ils sont très-près de leurs intérêts et ne se font aucun scrupule quand il s'agit d'obtenir le plus d'argent possible des services qu'ils rendent aux étrangers. Dans un pays où chacun est propriétaire, il n'y a pas de pauvres; cependant on voit beaucoup de mendiants, et les petits enfants sont instruits de bonne heure à tendre la main aux passants, avec cette particularité caractéristique que, quand on leur refuse, ils vous insultent, et que si l'on se fâche, ils vous jettent des pierres. L'argent gagné pendant la saison thermale n'est pas employé à améliorer le bien-être de la famille et à amasser des réserves pour la morte saison. De déplorables habitudes se sont introduites dans ces paisibles vallées et l'intempérance des deux sexes est un objet d'étonnement et de dégoût pour le voyageur.

Ils se marient rarement hors du pays.

Les femmes sont vite usées par les rudes travaux des champs, auxquels elles participent; leurs couches sont presque toujours heureuses, quoiqu'elles ne prennent aucun soin pour en prévenir les dangers et les suites. Le nombre des enfants est en général restreint par suite de la vieillesse anticipée des femmes. Les nouveau-nés s'élèvent facilement, sans accidents; on les sèvre de bonne heure et on les nourrit souvent au biberon. Les petits enfants sont portés suspendus dans une pièce de laine nouée sur les épaules, ils reposent sur la poitrine ou sur le dos de leur mère, et dans cette situation, ils n'embarrassent ni les bras ni les mouvements dans les sentiers difficiles de la montagne. Les rapports habituels des deux sexes, l'isolement et la promiscuité des pasteurs, sont un sujet de trouble pour les sens et de danger pour les mœurs.

Les légendes superstitieuses et les histoires, où dominent le merveilleux, tiennent l'attention en éveil pendant les longues soirées d'hiver, à la clarté douteuse des éclats de bois de pin, pendant que les femmes filent le lin ou la laine et que les hommes réparent les instruments aratoires. On raconte alors que le diable, possesseur de tous les métaux, fait sonner parfois une grosse cloche au pic de *Campana*, près du Tourmalet; puis viennent sur le tapis les fées du pic de Bergons au-dessus de Luz, et les chèvres légendaires de la chapelle d'Héas, etc.

La langue que parlent les montagnards de Baréges est brève et nette, romane, mais assez éloignée du patois du Midi. Montaigne trouvait le langage des Pyrénées *beau et masle, autant nerveux, puissant et pertinent, comme le français est gracieux, délicat, abondant.*

On retrouve dans l'idiome de Bigorre des mots latins, français, italiens, espagnols, arabes, anglais, et des expressions qui viennent des Goths et des Celtes; c'est donc un mélange curieux à étudier, et dont les poésies locales des Despourrins, des Noguès, des Fabien Laborde, des Gaston Sacase, ont conservé toute la grâce native et le parfum antique.

Voici un fragment de ces poésies :

« Au soum deu Tourmalet, quoand de brumes cargat,
« L'ouratge dap ramou se foum en esxagat,
« Lou Bastan autaleu que creix, que roune, s'eunfle,
« Hé brut coum lou géan, qui débat l'Etna rounfle,
« Arringhe lous cailhaus, louz arroulhe a cabbat;
« Partout oun passe e dexe a desert abladat,
« Et deus trutz de qui dan hé tremoula la terre. »

(Vers en langue vulgaire de la Bigorre, tirés d'un poème intitulé : *Le croisé de Bigorre*, chant 1er; par Gaston SACASE.)

En voici la traduction :

Quand au haut du Tourmalet, chargé de nuages,
L'orage, avec fracas, éclate en torrents,
Le Bastan aussitôt grossit, s'enfle, gonfle,
Fait autant de bruit que le géant qui rugit sous l'Etna,
Arrache les grosses pierres, les entraîne avec bruit,
Partout où il passe laisse un désert dévasté,
Et de leurs chocs violents fait trembler la terre.

Les strophes suivantes sont encore de Gaston Sacaze, le pasteur savant de la vallée d'Ossau, né à Bagès-Béost, en 1797.

A Théophile de Bordeu, d'Iseste en Ossau.

I.

Á la campage, dans la bile,
Jamey nou bin nad medici,
Coum lou nouste gran *Théophile,*
Plus sabées dans l'art de goari ;
La mourt, dan soum frequéén passage,
Dab eth jamey n'habou quatier ;
Qu'en renden a bou temoenhage
Paris, Toulouse et Montpellier.

II.

Qu'ey pla proubat, la mourt que sarre,
En baganau que tien counselh,
Dab lous rhomes et lou catarrhe,
Las fluxions et lou mau bielh ;
Près de ceres mountanhés haüdes,
Bourdeu qu'ha troubat lou secret
Dab Aygues-Bonnes, Aygues-Caudes,
D'en triompha malgré lou red.

III.

De pertout esten acassade,
La mourt que-s trobe en gran chagri
Et se beden ta man miade,
Tre bethleù pensa *mouri*
Per se bengea, sas mâs de glace,
Seguin lou décret éternèl,
Qu'hanbèth l'estrenhé sûs sa jasse
Théophile quey immourtel !

TRADUCTION.

A la campagne, à la ville,
Jamais on ne vit médecin,
Comme notre grand Théophile,
Savant dans l'art de guérir.
La mort dans son fréquent passage
Avec lui n'a jamais quartier,
Ils en rendent bon témoignage
A Paris, Toulouse, Montpellier.

C'est bien prouvé, la mort se cache,
Elle tient en vain conseil
Avec les rhumes, le catarrhe,
Les fluxions et le *vieux mal* ;
Près de ces hautes montagnes
Bordeu a trouvé le secret,
Avec les Eaux-Bonnes, les Eaux-Chaudes,
D'en triompher malgré le froid.

Étant chassée de partout,
La mort se trouve en grand souci;
Et se voyant si mal menée,
Elle faillit en *mourir*.
Pour se venger, ses mains de glace,
Selon le décret éternel,
Ont beau l'étreindre sur sa couche,
Théophile est immortel!

Ces vers naïfs auraient besoin d'un commentaire qui ne serait pas sans intérêt au point de vue de la philologie et de a science médicale.

Une particularité qui frappe les étrangers, c'est l'aptitude de ce peuple à parler le français; il n'est pas de berger perdu dans les solitudes pastorales qui ne puisse soutenir une conversation avec les étrangers et cela en bon français, sans accent. Les paysans de la Gascogne ne sont pas si avancés; ils sont du reste moins instruits, car tous nos montagnards ont été à l'école et savent lire et écrire, ce qui est bien plus rare dans la plaine.

Si l'intelligence est bien nourrie, l'alimentation du corps laisse beaucoup à désirer. Les habitants de la vallée font usage d'un pain grossier, composé de farines mélangées de blé noir, de seigle, de pois; le plus souvent ils se contentent d'une pâte faite avec du lait et de la farine de maïs. Quelques légumes, le lait, le fromage, varient le régime; on sale un porc tous les ans dans les familles aisées. La viande de boucherie est inconnue, si ce n'est aux grandes fêtes qui donnent lieu à quelques sacrifices de moutons. On boit l'eau de la fontaine; mais le dimanche hommes et femmes se rendent au cabaret où l'on fait des libations pour le reste de la semaine. L'amour du vin est excessif dans les pays privés de la vigne ; la température y est aussi pour quelque chose.

Le séjour prolongé dans les montagnes finit par faire disparaître les effets physiologiques tenant à l'altitude ; cependant la race a dû subir une modification particulière, destinée à réagir contre les influences permanentes de la vie au sein d'un air raréfié. Malgré cela les montagnards sont sujets aux congestions pulmonaires, à l'asthme, aux maladies du cœur, aux rhumatismes.

La scrofule et les affections tuberculeuses ne sont pas rares dans la montagne. La pellagre ne se rencontre pas à Baréges, ni le goître, qui est l'apanage des populations vivant dans les vallées moins élevées. Pour moi le goître est dû à une influence atmosphérique, accidentelle ou chronique ; de là le goître aigu et le goître endémique, héréditaire, constitutionnel.

Les pays à goître sont ceux qui sont les plus humides, les moins exposés au soleil : aussi, dans les montagnes, ce sont les vallées étroites, basses, situées au pied des chaînes qui sont principalement atteintes ; à Baréges, pas de goîtres ; à Argelès, beaucoup plus. C'est une variété de lymphatisme ou d'étiolement, comme pour les plantes soustraites aux rayons solaires.

M. Morel (de Saint-Yore), dans une étude sur le goître, rapproche cette affection endémique des fièvres intermittentes et trouve sa cause dans l'état du sol et du sous-sol. L'affection est guérissable surtout par le changement de climat, des conditions hygiéniques et l'emploi des préparations iodées qui ont l'efficacité du quinquina dans les fièvres. (*Académie de médecine*, séance du 25 février 1868.)

Dans le département de Hautes-Pyrénées, plaine et montagnes, le nombre des exemptés de la conscription pour cause de goître est de 37,6 sur 1000 conscrits.

Les maladies épidémiques visitent rarement ces hautes régions. Le choléra, lorsqu'il fit invasion dans les Pyrénées en 1854, ne dépassa pas les altitudes de 600 mètres; en 1866 un seul cas de choléra fut constaté à Baréges, il avait été importé par une jeune femme fuyant l'épidémie de Paris, où elle avait contracté la maladie. La fièvre typhoïde a fait une apparition à Baréges en 1866; elle a atteint quelques militaires de la garnison, dont un seul mourut; il y eut aussi 2 ou 3 cas en ville, suivis de guérison.

Les fièvres intermittentes sont inconnues à cette altitude, et si parfois quelques accès se montrent, ils surviennent chez des malades qui ont eu déjà des fièvres, réveillées par l'influence du climat ou du traitement thermal.

Le scorbut règne parfois épidémiquement dans le pays. Parmi les maladies contagieuses, la gale est fréquente chez les indigènes; cette affection, qui a disparu peu à peu des populations à mesure que la civilisation et la propreté y pénètrent, se propage dans la vallée de Baréges par la cohabitation resserrée des familles, par l'incurie et la malpropreté qui sont les compagnes habituelles des pasteurs dans leurs huttes.

La syphilis est commune et grave; l'ignorance ou la honte des malades leur faisant négliger de traiter les premiers accidents, on a souvent à combattre des désordres effrayants. Ceci prouve que la pureté primitive des mœurs a disparu de ces contrées.

Les diarrhées et la dyssenterie règnent presque tous les

ans pendant la saison thermale. On ne saurait les attribuer aux chaleurs ; on se rejette sur la fraîcheur des eaux pour en trouver la cause.

Il est certain qu'il y a une influence générale qui éprouve les baigneurs et les habitants, et qui demande à être surveillée et prévenue par des précautions hygiéniques ; les plus certaines sont l'usage d'une ceinture de flanelle, des vêtements chauds, ne pas boire d'eau pure surtout lorsqu'on a chaud, faire un choix d'aliments faciles à digérer, ne pas outre-passer les doses d'eau minérale prescrites, etc.

La variole est rare dans la contrée ; elle est combattue efficacement par l'usage de la vaccine, qui a été introduite dans le pays il y a cinquante ans. La rougeole règne quelquefois épidémiquement au printemps; en 1863, elle fut maligne, compliquée et attaqua non-seulement les enfants, mais encore les adultes ; il en fut de même en 1868.

La fièvre typhoïde existait dans le pays sous d'autres noms, bien avant l'introduction de la vaccine; elle n'est pas plus fréquente depuis. Je dois ces derniers renseignements à M. l'abbé Estrade, dont la charité inépuisable étend ses bienfaits sur la vallée pour détruire les maux physiques et moraux des populations qui lui sont confiées.

Les rapports des médecins en chef de l'hôpital ont signalé plusieurs fois l'apparition, à Baréges, d'affections catarrhales des poumons et des intestins, survenant après des froids humides prolongés, et ayant un caractère de gravité plus ou moins prononcé.

J'ai fait le relevé des décès survenus à l'hôpital militaire de Baréges depuis vingt ans. Ces décès ont été moins nom=

breux dans ces dernières années, ce qui tient aux meilleures conditions hygiéniques dans lesquelles se trouvent nos malades dans le nouvel hôpital.

Le nombre total des décès est de vingt; un par an en moyenne. En considérant la nature, le nombre et la gravité des maladies que l'on traite à Baréges, ce chiffre est très-restreint, puisque, sur plus de 11,000 malades reçus en 20 ans, il donne la proportion de un décès sur 575 malades, ou 1,75 sur mille. On pourrait objecter que nos malades gravement atteints étant évacués sur Tarbes, nos calculs ne sont pas exacts. J'ai fait faire à l'hospice de Tarbes un relevé de tous les décès survenus sur des militaires évacués de Baréges ; cette liste nous permet d'ajouter 13 décès survenus dans la période qui nous occupe et porte le chiffre total de nos pertes à 33 morts sur 11,000 malades.

Pour tirer de ce nécrologe quelques déductions sur les affections graves qui ont occasionné la mort, il faut d'abord éliminer les décès produits par un accident quelconque.

Nous voyons qu'en 1858, deux chutes furent suivies de mort violente; l'une eut pour victime une jeune officier des guides, qui tomba de cheval dans une excursion aux environs de Baréges, et se fit une fracture de la base du crâne aux suites de laquelle il succomba. Un cavalier du 8e dragons fit, la même année, une chute dans un ravin, en voulant gravir la montagne de Labats Blancs ; il se tua sur le coup.

Du reste, les accidents de ce genre ne sont pas rares dans un pays aussi difficile et avec les imprudences que commettent journellement les touristes et les malades.

Dussault raconte qu'un jeune officier du régiment de Vivarais tomba, en 1773, du sommet du pic du Midi et eut la chance de guérir de ses blessures. En 1836, un pharmacien militaire de Baréges et un médecin périrent, dans une exploration botanique au Vignemale, victimes de leur dévouement à la science. En 1852, l'officier comptable de l'hôpital de Baréges se précipita d'une des fenêtres de l'établissement dans le Bastan ; il se cassa un bras et se fracassa la face ; cependant il en réchappa.

En 1865, j'ai été témoin de deux chutes semblables, faites du second étage de l'hôpital dans le Bastan, par deux militaires en traitement ; le premier volontairement, le deuxième étant en état d'ivresse ; ils en furent quittes tous deux pour des contusions plus ou moins graves.

Il faut éliminer de la liste des décès un certain nombre de malades arrivés à Baréges dans un marasme profond, qui ne permettait pas d'espérer un soulagement quelconque de leur envoi aux eaux et dont le voyage avait encore aggravé la situation. Ces malades, au nombre de huit sur notre liste, sont : 7 scrofuleux et 1 scorbutique de l'armée d'Orient, arrivés tous à la dernière période de l'épuisement. Sur les 10 décès restant, il y a deux phthisiques, chez lesquels le climat et l'altitude de Baréges ont précipité le dénoûment : deux résorptions purulentes, accidents qui auraient pu survenir partout ailleurs, et enfin six fièvres typhoïdes atteignant des malades ou des infirmiers, par suite de l'encombrement des salles dans l'ancien hôpital, ou par l'insuffisance du casernement dans les nouveaux bâtiments.

On peut donc affirmer que, à part les accidents que personne ne peut prévoir, il ne doit pas y avoir de décès à

Baréges, si l'on a soin de n'y pas envoyer des affections contre-indiquées par les eaux ou le climat, ou des malades arrivés à la dernière période de consomption, et si l'on n'altère pas les conditions hygiéniques parfaites que le nouvel établissement militaire réalise.

Cette question sera reprise lorsque je traiterai des phénomènes pathologiques qui accompagnent le traitement thermal.

Ce que je viens de dire est suffisant pour constater que le climat de Baréges n'offre aucun danger particulier pour la santé des baigneurs. Nous verrons plus loin dans quelles limites il aide à l'action des eaux.

J'ai parlé de l'alimentation des montagnards, ce qui me conduit à énumérer les ressources qu'ils tirent de la culture du sol. Les troupeaux constituant leurs principales richesses, ils donnent un grand soin aux prairies, qui sont irriguées avec intelligence et produisent plusieurs coupes dont la première et la principale a lieu fin juin et la deuxième, moins abondante, aux premiers jours de septembre. Ces prairies sont fumées ensuite, soit avec les réserves faites dans les étables, soit en parquant la nuit les troupeaux au moyen d'enceintes mobiles.

Pendant l'été les bestiaux sont conduits vers les pelouses qui tapissent les sommets et les hautes vallées; ils trouvent là une herbe courte et rare, mais extrêmement nourrissante. C'est à cette époque qu'on fait tondre les moutons, opération qui a lieu à Luz, où les pasteurs conduisent à tour de rôle leurs dociles animaux, porteurs de cloches énormes qui résonnent au loin.

Sur les plateaux qui dominent Baréges et même sur les

pentes les plus inclinées, existent des champs ensemencés tous les ans et sur lesquels l'on récolte du seigle, de l'orge, un peu de froment et du sarrasin ou blé noir. Ces céréales n'arrivent pas toujours à complète maturité; dans ce cas on les emploie comme fourrages. La récolte la plus abondante et la plus sûre est celle du sarrasin. On fait aussi un peu de chanvre, et à mesure qu'on descend dans la vallée les champs s'agrandissent et deviennent d'un revenu plus certain.

Le seigle et le blé se sèment en octobre, l'orge est confiée à la terre en avril, le blé noir en mai; toutes ces récoltes se font dans le mois d'août.

L'assolement est le suivant: à une récolte sarclée succède une céréale, puis une jachère. Ce système improductif et suranné devrait être changé. Il faudrait semer une année des pommes de terre, la deuxième année une céréale, la troisième année du trèfle; le roulement serait préférable et n'épuiserait pas la terre.

Les instruments aratoires sont très-simples et très-légers; la charrue devant être conduite sur un sol accidenté et très-meuble, a besoin d'être maniée facilement et ne donne qu'un labour superficiel.

Nous avons dit que les pâturages, les irrigations des prairies et le défoncement des terres sur les pentes, étaient des causes de destruction très-active dans les montagnes. Pour porter un remède efficace à cet état de choses, il faudrait changer complétement les usages locaux et transformer les cultures et l'industrie: c'est là avant tout l'œuvre du temps.

Les quelques jardins cultivés autour de Baréges produi=

sent des pommes de terre, des carottes, des navets, des choux, de la salade, des fèves, le tout en petite quantité. Les seuls fruits qui arrivent à maturité sur les lieux sont les fraises et les framboises. Il ne serait pas impossible d'acclimater et de faire produire, avec des soins, d'autres légumes dans cette région, et il résulte des essais intelligents tentés par M. Pierron, officier comptable de l'hôpital militaire, que l'on pourrait créer sur place des ressources en légumes bien suffisantes pour alimenter la population de Baréges, tant civile que militaire, sans avoir recours aux achats dispendieux faits près des maraîchers de la plaine.

Le lait des brebis sert à faire des fromages grossiers peu estimés ; il en est de même dans toutes les Pyrénées ; avec le lait de vache, on peut aussi obtenir un beurre excellent, mais qui se conserve difficilement par suite des procédés défectueux de sa fabrication. On le fait au moyen de peaux de chevreaux brutes, dans lesquelles on secoue le beurre pendant plusieurs heures. Cette méthode est tout à fait conforme à celle employée par les Arabes.

Dans les montagnes, on conserve le lait au frais dans le courant des sources, dont la température très-basse est de 4 à 6°. Les vases sont de bois de sapin et d'une seule pièce, ainsi que les cuillers dont on se sert pour boire.

Le mouton des Pyrénées est blanc ou noir ; c'est une race particulière, à laine longue et soyeuse, montée sur de longues jambes et dont la tête fine est portée par un long cou ; le nez est busqué, la corne enroulée autour de l'oreille ; cet animal très-rustique ne se fatigue pas et peut tondre l'herbe la plus rare sur les cimes les plus ardues ; cette race est susceptible d'amélioration par le croisement avec des types purs ; la laine et la chair y gagneraient beaucoup.

L'espèce bovine, vaches et veaux, appartient à la race de Lourdes ; elle est de petite taille, de couleur jaune, très-bonne laitière et perfectible par la sélection. Il n'y a pas de bœufs dans la montagne.

Enfin le cheval est de la race de Tarbes, ou *bigourdane*, dont je n'ai pas besoin de faire ici l'éloge. C'est l'émule du cheval arabe auquel il ressemble par la taille, la finesse des jambes, le fonds et l'ardeur.

Les montagnards élèvent aussi quelques ânes et de beaux mulets, que les Espagnols recherchent beaucoup et viennent acheter sur les marchés de Gavarnie et de Luz.

La pêche de la truite est encore une ressource pour le pays. Cette pêche devrait être défendue dans les hautes montagnes dès le mois de septembre, parce que c'est à cette époque qu'a lieu le frai ; tandis que dans les vallées basses cette opération, chez ces poissons, n'a lieu qu'en octobre et novembre.

- Outre l'élève du bétail, l'industrie des montagnards de Baréges s'exerce sur le tissage des étoffes de laine propres aux vêtements des paysans et dans quelques fabriques de tissus plus fins et plus élégants, connus sous le nom de *baréges ;* ce sont des couvertures et des objets de toilette très-chauds quoique très-légers.

Les autres animaux domestiques qu'on rencontre à Baréges sont quelques chèvres, qui accompagnent les troupeaux de moutons ; des cochons qui réussissent très-bien, mais qui engraissent difficilement ; le croisement avec les races anglaises produit de bons résultats : les jambons de Bayonne doivent leur réputation à cette pratique ;. des poulets médiocres, des poules mauvaises pondeuses ; quelques canards pas assez multipliés et qui sont là dans un pays et un climat excellents pour eux ; de rares essaims d'abeilles, qui supportent difficilement les rudes hivers, mais qui trouvent en été une abondante moisson de fleurs à butiner sur les montagnes ; enfin des chiens magnifiques, race des Alpes, variété des Pyrénées, d'une belle stature, aux longs poils, gardiens vigilants des troupeaux, doux pour leurs maîtres, terribles pour les étrangers et les maraudeurs à deux ou à quatre pattes.

Les habitants des hautes vallées des Pyrénées ont donc peu de ressources ; ils laissent perdre ou négligent des produits excellents ou des moyens puissants que la nature a mis à leur disposition. D'après le travail de M. le docteur Clos (*Journal d'agriculture pratique du midi de la France*, octobre 1866), ils pourraient utiliser, pour le fumier et la litière, les feuilles sèches et une foule de plantes. Si leur pays n'était pas déboisé, ils se serviraient de la puissance motrice des torrents pour établir des usines, des scieries, etc.

Mon savant ami, M. Théron de Montaugé, dans ses belles études sur l'*Agriculture du pays toulousain*, publiées en 1869, donne, sur les cultures et les bestiaux des Pyrénées, des renseignements précieux que l'on consultera avec fruit.

On pense généralement que l'industrie et les cultures sont commandées par la nature du pays et du climat ; mais l'influence de la race y a une grande part ; suivant ses besoins et ses intérêts, elle tire diversement partie des ressources locales.

Le montagnard des Pyrénées est ennemi du progrès ; pour

lui toute amélioration en une spoliation. Les travaux de pré-servation et de reboisement contrarient ses habitudes ; il résiste à ces empiétements de la science et de la civilisation.

Cependant il est nécessaire qu'il change de pratiques. Les pasteurs se feront bûcherons, charbonniers; ils exploiteront les mines, les carrières ; ils mettront à contribution la force prodigieuse des gaves qui coulent improductifs à leurs pieds.

Leurs troupeaux les nourrissent, mais ils sont la ruine du pays. C'est une transformation progressive à opérer, et par elle l'aisance et même la richesse pourront être introduites dans des vallées que la routine menace de rendre bientôt désertes et désolées.

CHAPITRE X.

Descriptions des établissements militaires et civils.

Depuis quelques années Baréges s'est transformé, et les constructions qui se sont élevées rendent utile et opportune une description nouvelle de cette station thermale.

L'établissement était dans un état déplorable; on y prenait les bains dans des cabinets obscurs, malpropres; il n'y avait que le désir ardent de guérir qui pût vaincre la répugnance que l'on éprouvait à séjourner dans ces cabinets sordides.

La routine, l'insouciance des propriétaires, la confiance dans la réputation des eaux, tout conspirait pour perpétuer l'ancien état des choses, alors que les principaux établissements minéraux de l'Europe appelaient à leur aide le luxe de l'architecture et le confort de l'installation.

Le séjour de LL. MM. Impériales à Saint-Sauveur, pendant l'été de 1859, et leur visite à Baréges le 9 septembre 1860, furent le signal des améliorations qui devaient transformer le pays.

La reconstruction de l'hôpital militaire fut ordonnée par l'Empereur. Les eaux, à leur tour, furent dotées d'un monument digne de leur réputation. Enfin, la charité de l'Impératrice patronna la fondation d'un hospice civil, dont la pensée heureuse appartient à l'évêque de Tarbes.

Je me dispenserai de décrire la disposition et l'état des locaux avant l'ère nouvelle; on trouvera des détails suffisants dans les écrits de ceux qui m'ont précédé; le mieux est d'oublier bien vite ce qui était, pour ne penser qu'à ce qui est.

Quoique les divers établissements créés ne soient pas la perfection même, ils réalisent une amélioration considérable qu'il faut proclamer bien haut. Cependant, je ne laisserai pas passer l'occasion de constater qu'on aurait pu mieux faire, et je signalerai quelques imperfections d'ensemble ou de détail qu'on aurait évitées, si l'on avait consulté les médecins dans une œuvre si éminemment médicale.

L'établissement thermal, commencé en 1861, terminé en 1864, est construit en pierres de taille de Lourdes. Il présente un bel aspect architectural; mais il a fallu, pour augmenter le débit des sources et donner plus de projection à la douche, abaisser le niveau du terrain et enterrer en quelque sorte le bâtiment. La façade est donc en contre-bas du sol, ce qui l'écrase; de plus, les piscines se trouvent en avant de cette façade; pour aller aux bains, il faut contourner les piscines ou descendre par un escalier latéral, auquel on devrait bien mettre une double rampe pour la commodité des infirmes, qui ont une grande difficulté à franchir cet escalier.

On aurait pu faire la façade et l'entrée principale des thermes sur le côté qui longe la rue, en face de l'hôpital militaire; on aurait eu là un beau développement, dont l'ensemble et les détails auraient été faciles à embrasser et à admirer; on aurait pu descendre aux thermes par deux rampes monumentales, à pente douce; une autre entrée aurait été ménagée sur la façade actuelle; enfin, il eût été désirable que, au-dessus des thermes, on eût construit un grand local pouvant servir de *casino*, de lieu de réunion, de salle de bal, de spectacle ou de concert, ce qui manque complétement à Baréges, où l'on aimerait, comme partout ailleurs, à s'amuser, à se distraire.

L'établissement est constitué par une grande nef, à voûte élevée, un peu étroite pour sa hauteur. Voici ses dimensions intérieures : largeur 7 mètres, longueur 52 mètres, hauteur 24 mètres.

A droite, règnent les salles de bains, précédées d'un cabinet de toilette. Toutes les baignoires sont adossées aux réservoirs des sources; les naissants de chacune d'elles émergent dans les réservoirs; il n'y a donc aucune perte ou altération possible dans la température et la composition des eaux. Celles-ci sont employées à leur température naturelle, sans qu'il soit besoin de les faire chauffer ou refroidir, avantage énorme, que leur thermalité, voisine de celle du corps humain, permet de réaliser, ce qui est impossible dans les autres stations thermales.

Les sources de Baréges qui, pour certaines maladies, seraient jugées trop chaudes, peuvent être tempérées au moyen de sources minérales sulfureuses un peu plus froides; de cette façon, on n'a jamais de mélange hétérogène.

De plus, les eaux de Baréges étant les plus stables, les moins altérables de toute la chaîne des Pyrénées, on peut apprécier de suite les divers motifs de leur efficacité merveilleuse et de leur incontestable supériorité.

On a critiqué la construction des cabinets de bains à

Baréges ; on leur a reproché de n'être pas assez aérés. C'est
là une appréciation qu'il convient de rectifier. Les cabinets
sont hermétiquement clos, voûtés et précédés d'une anti-
chambre qui s'oppose à toute déperdition de gaz et de chaleur. C'est là le caractère particulier de la balnéation à Baréges, de concentrer, autant que possible, la *buée*, de
plonger le malade dans une atmosphère saturée des vapeurs
émanant de l'eau minérale ; aux bains, à la douche, à la
piscine, cette disposition a été maintenue avec raison ; elle
avait produit d'excellents résultats dans les installations
primitives de Baréges, il fallait la conserver dans les nouvelles.

Il ne faut par juger par comparaison. A Cauterets, à Luchon, les cabinets contenant les baignoires s'ouvrent directement sur les galeries ; ils n'ont pour plafond qu'une
toile mobile ; les douches sont aérées, les piscines ont des
voûtes élevées ; ces dispositions sont sans doute sanction-
nées par l'usage et par les résultats pratiques ; à Baréges,
il serait très-imprudent de les appliquer, et l'on a fait sage-
ment en copiant l'ancien état des choses. Ceci encore doit
servir à expliquer le mode particulier d'action et les applications spéciales de la station que nous décrivons.

En entrant dans l'établissement, on trouve, à droite, deux
cabinets, n°s 18 et 19, alimentés par la source *Dassieu*, une
des plus faibles de la série. Ensuite, viennent les bains Polard (n°s 12, 13, 14, 15, 16 et 17), les plus précieux par
leur énergie moyenne, pouvant s'appliquer au plus grand
nombre des cas, surtout aux personnes faibles et nerveuses,
aux femmes, aux enfants ; ces bains ont 37°, et peuvent être
mitigés par la source de la *Voûte*, qui n'en a que 29.

Puis on arrive aux *Douches*, alimentées par la source du *Tambour*, la plus chaude de Baréges, elle a 45°; on ne l'utilise pas pour les bains. La grande buvette vient également du Tambour. Il y a trois douches : le n° 1, la plus forte, et les n°° 2 et 3 qui sont égales en calibre et en projection.

Ces douches sont défectueuses; elles produisent des résultats admirables; mais leur administration est incommode; le jet est fixe et ne peut être dirigé au gré du malade, qui est obligé d'exposer successivement, et dans des attitudes pénibles, les diverses parties du corps qui doivent être soumises à la douche. La force de projection est également insuffisante; il faudrait baisser encore le niveau des cabinets, ou comprimer, avec une presse hydraulique, la surface de l'eau dans les réservoirs; il faudrait aussi que le malade pût se placer sur un lit sanglé, et que le doucheur pût diriger le jet mobile de l'eau sur les parties affectées. Il serait utile également de pouvoir administrer des douches variées, écossaises, en colonne, etc., dont sont pourvus tous les grands établissements. Deux cabinets de toilette sont annexés à chaque salle de douches, afin qu'il n'y ait pas un instant de perdu; on se déshabille dans l'un et l'on se rhabille dans l'autre.

Telle qu'elle est installée à Baréges, la douche est aussi une étuve; elle est d'une très-grande énergie; tout le monde ne peut pas la supporter, et on l'a vue produire des accidents congestifs graves et même mortels pour avoir été prise d'une façon inopportune, ou trop prolongée, ou appliquée sur les parties qui correspondent à des organes délicats et importants.

Après les douches viennent les bains de *l'Entrée*, n°s 7, 8, 9, 10 et 11, dont la température est de 41°; ce sont les plus forts de Baréges ; un deuxième robinet, adapté à chaque baignoire, permet de les tempérer avec la source de la *Chapelle*, qui n'a que 30°. Avec un tiers de la Chapelle et deux tiers de l'Entrée, on forme un bain à 37° qui est très-puissant, que les personnes sanguines, nerveuses, irritables ne peuvent aborder, mais qui convient parfaitement aux natures torpides, aux tempéraments lymphatiques, aux maladies indolentes, chez lesquelles on ne craint pas de réveiller un état aigu.

Viennent ensuite les *Bain neuf* et l'ancienne *Gency*, n°s 4, 5 et 6; ce sont des sources excellentes, d'une température de 38°, et dont l'administration a une action modérée, plus forte que celle de *Polard*, moins énergique que *l'Entrée*.

Au fond de la nef est un local destiné à se gargariser; un courant d'eau froide y entraîne incessamment les déjections.

On rencontre ensuite les douches ascendantes, peu employées à Baréges, mais qui pourraient être utilisées avec avantage dans les cas que nous spécifierons dans la troisième partie de cet ouvrage.

Les bains de la *Chapelle* suivent ; ils sont rarement prescrits, en raison de leur faible température, qui varie de 30° à 32°; cependant ils sont agréables et toniques.

La petite buvette dérive de la *nouvelle Gency*, actuellement *Bordeu*.

Le nom de Bordeu, qui a fait la gloire de Baréges, n'a été inscrit dans l'établissement qu'en 1868. Nous avons applaudi à cet acte de tardive reconnaissance, dû à l'initiative de M. le docteur Vergès.

La buvette Bordeu sert aux personnes dont les organes ou les maladies contre-indiquent l'usage de l'eau du Tambour.

On boit peu, du reste, à Baréges ; le maximum d'eau minérale est de trois à quatre verres par jour ; souvent, deux demi-verres suffisent, et quelques malades doivent s'abstenir d'ingérer de l'eau sulfureuse, qui est inutile et quelquefois nuisible pour eux.

Les bains du *Fond* (n°s 20 et 21) ferment la marche ; ils sont au milieu, à gauche, en face des Polard, avec lesquels ils ont une grande analogie d'action ; mais leur température est plus basse, 35°, et assez variable, parce que le réservoir et la source qui les alimentent sont situés de l'autre côté de l'établissement.

Un chauffoir pour le linge, que chaque malade apporte pour son usage, est situé à gauche en entrant, à côté du bureau du receveur et du surveillant de l'établissement. Le linge nécessaire aux baigneurs est fourni par les logeurs et maîtres d'hôtel ; c'est un usage consacré à Baréges.

La gamme balnéaire de Baréges se compose de 7 tons, dont le plus faible ou le plus bas est la Chapelle, puis Dassieu, puis le Fond, puis Polard, puis l'ancienne Gency, puis le Bain neuf, puis l'Entrée.

La huitième source, le Tambour, est administrée en douches et en boisson.

La petite buvette vient de la nouvelle Gency, trop froide pour se baigner. La dixième source, celle de la Voûte, sert de réfrigérant aux Polard ; elle est située en dehors de l'établissement, sous la rampe qui conduit à l'hospice civil.

Une source, celle des Boucheries ou de Troy, n'est point employée actuellement pour les bains ; elle sourd à ciel ouvert, sa température est de 24°. Il est fâcheux que, dans une station si pauvre en eau que l'est Baréges, cette source ne soit pas utilisée; il en est de même de la source du Tunnel qui coulait sous l'hôtel Vergès et a été négligée ou perdue dans le nouvel aménagement.

Voici les dimensions des salles de bains et de douches. Les cabinets où l'on se baigne varient très-peu de grandeur; ils ont en général $3^m,30$ de hauteur, $2^m,80$ de longueur, $1^m,80$ de largeur; ils cubent donc $16^m,50$; les vestiaires qui les précèdent n'ont guère que 10 mètres cubes.

Les baignoires sont d'une forme disgracieuse, enfoncées dans le sol, qu'elles dépassent très-peu; elles sont toutes en marbre d'un gris noirâtre. L'adoption du marbre pour les baignoires, rendu obligatoire par la nature de l'eau minérale, a un grave inconvénient : c'est d'absorber une grande quantité de calorique aux dépens de l'eau du bain. Les baignoires de métal mince et enrobées d'émail seraient bien préférables. L'ouverture des conduits pour l'arrivée de l'eau minérale est placée à la partie inférieure, ainsi que le déversoir.

La capacité de ces baignoires est de 270 à 280 litres; leurs dimensions mesurent $1^m,40$ de longueur, $0^m,50$ de hauteur $0^m,40$ de largeur moyenne, car elles sont rétrécies de haut en bas et de la tête aux pieds.

Les trois cabinets pour les douches ont une capacité égale; ils ont $2^m,55$ de hauteur, du sol au sommet de la voûte; largeur $2^m,50$, longueur 3^m; ils cubent 19 mètres. Les cabinets destinés à s'habiller et se déshabiller ont $2^m,55$ de hauteur, $1^m,80$ de largeur, $2^m,30$ de longueur : cubage $10^m,50$.

L'orifice du robinet de la douche n° 1 à un diamètre de 15 millimètres; l'eau vient directement du réservoir avec une pression toujours égale; son jet a une hauteur oblique, du robinet au sol, de 1^m,70. Il existe des ajutages variés, en arrosoir, etc., suivant les indications médicales à remplir; des tabourets, des écrans, des sandales en bois sont mis à la disposition des malades. La colonne d'eau dans les deux petites douches, n°s 2 et 3, qui sont égales, n'a que 8 millimètres de diamètre; la pression et la hauteur du jet sont semblables à celle du n° 1, ou grande douche. La douche n° 1 débite 12 litres à la minute, 120 litres en 10 minutes et 180 litres en un quart d'heure; les douches n°s 2 et 3 ne donnent que la moitié de ce débit. Chaque salle de douche est pourvue d'un robinet d'eau froide, dont on peut se servir pour prévenir ou combattre les accidents qui pourraient se produire; cette eau froide doit être vidangée à part, afin de ne pas altérer la composition des piscines.

Tous ces cabinets de douches et de bains sont voûtés et reçoivent le jour d'en haut au moyen d'un vitrage en forme de pyramide, protégé par un treillage en fil de fer et l'hiver par un capuchon en bois épais et garni de ferrures. Les cabinets de bains ne reçoivent de l'air que par la porte du vestiaire, laquelle s'ouvre sur la grande nef de l'établissement. Les douches ont deux portes qui communiquent avec les vestiaires d'entrée et de sortie par lesquels a lieu le renouvellement de l'air; ils empêchent que l'atmosphère ne s'y refoidisse et reçoivent, par voisinage, un surcroît de calorique qui forme une transition heureuse entre l'air extérieur et l'air confiné et surchauffé de la douche, qui est une véritable étuve.

Toutes les sources réunies alimentent les piscines ; c'est-à-dire que l'eau qui se perd aux buvettes, le trop-plein des réservoirs, le courant des douches, la vidange des baignoires, etc., sont réunis dans un bassin commun où existent de nombreux filtres ; de là, ce mélange des eaux, qui forme en quelque sorte la moyenne ou la résultante des sources de Baréges, se rend, par deux conduits égaux, aux deux piscines civile et militaire ; le trop-plein de ces piscines remplit la piscine des indigents placée en avant des deux autres. Ces trois piscines sont semblables comme disposition et dimensions : je décrirai l'une d'elles lorsque je parlerai de l'hôpital militaire. En sortant des piscines, l'eau minérale se jette par un conduit dans le Bastan. Il est regrettable qu'on n'ait pas songé à construire là un bassin à ciel ouvert pour faire baigner les animaux. Cette construction pourrait être facilement réalisée ; elle recueillerait les eaux avant leur perte dans le torrent et servirait aux cures vétérinaires inaugurées avec tant de succès à Bagnères-de-Luchon.

Nous avons vu que le nombre des baignoires dont on peut disposer à Baréges est très-restreint; il est de 18 en tout et de 21 en y comprenant la Chapelle. Aussi, malgré la latitude donnée par les piscines, qui ne sont dédaignées par personne, on ne peut donner au maximum par jour que 300 bains de baignoires et 100 bains de piscine ; on ne peut donc traiter au plus que 400 malades civils à la fois : de là résultent parfois un encombrement et des difficultés que la pénurie de l'eau rend inévitables. Le nombre de douches disponibles pour les baigneurs civils n'est que de 168 par jour: aussi celles-ci et les bains fonctionnent-ils continuellement dans la journée et une grande partie de la nuit.

Les bains militaires se donnent dans le même établissement. D'après la convention passée entre le syndicat de la vallée et les délégués du Ministre de la guerre, le 31 août 1845, le service militaire dispose d'une piscine particulière qui lui est exclusivement affectée; il occupe les douches huit heures par jour, de midi à 4 heures, de minuit à 4 heures du matin, et les baignoires seulement deux heures par jour, de 3 à 5 heures du matin, ce qui fait seulement 36 *bains particuliers* à donner pour plus de 300 malades traités à l'hôpital militaire.

A l'article des améliorations, je ferai voir qu'il y a là un embarras et un préjudice pour les nombreux et intéressants malades du département de la guerre.

Avant d'aller plus loin et pour prouver combien il devenait nécessaire de donner une description exacte des thermes de Baréges, je ferai remarquer que l'ouvrage le plus récent et le plus complet sur les eaux, le *Dictionnaire général des eaux minérales et d'hydrologie médicale*, par MM. Durand Fardel, Lebret, François et Lefort, Paris, 1860, contient, au sujet de Baréges, des erreurs regrettables que l'on doit attribuer à ce que ce livre a été imprimé au moment où la reconstruction de l'établissement était décidée mais non accomplie. Le dictionnaire donne une description calquée sans doute sur les plans et projets de M. François, lesquels n'ont pas été suivis à la lettre ou ont été modifiés pendant l'exécution; de façon que le médecin ou le malade éprouveraient d'étranges déceptions s'ils s'en rapportaient à ce que dit le *Dictionnaire des eaux*. L'inconvénient le plus grave, c'est que toutes les nouvelles publiçations citent et copient cet article du dictionnaire, et c'est ainsi que les erreurs se répandent et se perpétuent.

Nous n'avons pas l'intention de faire la critique complète de cet article ; nous tenons seulement à rectifier quelques faits qu'il importe de faire connaître dans toute leur réalité, pour prévenir les désillusions. Ainsi le dictionnaire dit que Baréges est situé à 40 kilomètres de Tarbes et 152 de Pau. Il y a réellement de Tarbes à Baréges 54 kilomètres et, de Baréges à Pau, seulement 70 kilomètres.

Le dictionnaire annonce la découverte et l'emploi de plusieurs sources minérales tempérées à l'est et à l'ouest de l'établissement. Ces sources n'ont point été toutes aménagées et utilisées; on a renoncé également à les chauffer au moyen d'un manchon de vapeur.

L'adjonction de ces nouvelles sources et le nouvel aménagement des eaux, par voie de dépression de l'émergence, devaient donner un accroissement considérable dans le débit journalier des eaux, qui aurait été porté de 175,000 litres à 260,000 litres par 24 heures. Ce magnifique résultat n'a pas été réalisé complétement.

Le dictionnaire donne comme température des douches 44°,25 pour la grande, 40°,60 pour la petite ; c'est une erreur : toutes les douches ont la même chaleur, elles proviennent de la même source et du même réservoir et ne diffèrent que par le calibre.

Enfin le dictionnaire annonce une galerie, superposée aux locaux balnéaires, destinée à servir de salle de repos et de conversation, ce qui n'a pas été exécuté.

Température et débit des sources de Baréges à diverses époques.

EN 1795, D'APRÈS LOMET.

NOMS DES SOURCES.	TEMPÉRATURE		DÉBIT en 24 heures.
	Réaumur.	Contigrade.	piedscubes.
Douche républicaine	38°	45°	960
Idem nationale	35,1/2	44,37	523
Idem de la Montagne.	35,1/2	44,37	411
Bain de la Montagne.	30,	37,50	827
Id. de Polard	29,1/2	36,87	329
Id. dé l'Egalité	29,	36,50	320
Id. de la Grotte	26,	32,50	264
Id. de la Fraternité.	25,	31,25	787
1re piscine	29,	36.50	»
2e piscine	28,	35,	»
Source Souarez (Barzun).	33,	41,22	»
Total			4,624

EN 1834, D'APRÈS M. BALARD.

SOURCES.	TEMPÉRATURE contigrade.	DÉBIT.
Tambour	43°75	»
Fond	35,	»
Polard	37,50	»
Entrée	38,75	».
Chapelle	34,25	»
Ancienne Gency	»	»
Piscine militaire	36,87	»
Idem civile	35,	»
Barzun	»	»
Bain Neuf	36,87	»
Dassieu	33,12	»
Total		470 mét. cubes.

EN 1860, D'APRÈS M. FILHOL.

SOURCES.	TEMPÉRATURE contigrade.	DÉBIT en litres.
Tambour	44°10	45,000
Fond	36,	2,000
Polard	37,80	34,200
Entrée	40,	47,400
Chapelle	33,	23,500
Ancienne Gency	33,75	8,500
Piscine militaire	37,	»
Idem civile	36,5	»
Idem indigène	36,4	»
Barzun	29,50	»
Bain Neuf	38,	9,400
Dassieu	36,75	44,200
Nouvelle Gency	26,75	6,400
Voûte	32,50	49,400
Tunnel	33,50	»
Total		173,600 mét. cubes.

Le tableau ci-contre est intéressant; il fait voir que progressivement le nombre et le débit des sources ont augmenté à Baréges. La température des divers griffons a également gagné, c'est un point qui est souvent contesté, et que nos recherches mettent hors de doute.

La seule source de Barzun a énormément perdu de sa chaleur primitive, ce qui tient sans doute à l'imperfection de son captage.

Il devrait y avoir également des douches locales et d'injections dans les baignoires, une piscine tempérée ou bain de famille, un service complet de bains et douches de vapeur, des bains d'eau douce ou émollients, etc. Tout cela manque, et l'on doit, en venant à Baréges, renoncer à jouir de ces accessoires de la cure thermale, dont plusieurs sont vraiment très-regrettables.

L'influence de l'aménagement est très-importante; il ne suffit pas qu'un établissement soit pourvu d'eaux puissantes, variées, abondantes, il faut encore que tout y soit combiné pour accroître les ressources thérapeutiques et en faire varier le mode d'emploi suivant le but qu'on se propose, les maladies diverses qu'on soigne, les individualités qui s'y présentent. M. Richelot a dit, au sujet du Mont-Dore : « Multiplier les moyens d'appliquer un remède, c'est devenir plus riche avec le même fonds. »

L'hôpital militaire est un vaste et beau bâtiment, à deux et trois étages, avec plus de 300 ouvertures extérieures, portes et croisées. Il est borné au nord par le Bastan, au sud par la rue de Baréges. Il mesure 18 mètres à l'est, 87 mètres de façade au midi, 43 mètres à l'ouest, 85 mètres au nord et couvre une surface de 4,732 mètres carrés, sans compter les dépendances, promenoirs, etc., situés de l'autre côté du torrent, avec lesquels l'hôpital communique par un pont à l'américaine, réservé pour son usage exclusif.

L'emplacement n'est pas heureux. Avec une audace toute guerrière, l'hôpital présente le flanc à l'avalanche et le dos au Bastan; c'est le point le plus dangereux de la localité. En admettant que des raisons d'économie ou autres aient forcé d'adopter cette position, on aurait pu en tirer un meilleur parti. Sans perdre beaucoup de terrain, qu'on aurait regagné du reste sur les vacants, il eût fallu reculer les constructions de $1^m,50$ à l'est et de $0^m,90$ plus au nord. De cette façon, le pavillon des officiers aurait été mieux défilé des avalanches qui descendent par le ravin de Midau, et l'on n'aurait pas été obligé d'entreprendre des travaux coûteux pour arrêter ces avalanches; de plus, on aurait conservé l'alignement de la rue, sur laquelle l'hôpital avance d'une façon disgracieuse; on aurait pu également éviter les fausses équerres qui font perdre une partie du logement pour la rectification des salles; enfin le bâtiment central, au lieu d'être riverain du Bastan, aurait dû border la rue, pour éviter l'humidité et le bruit du torrent, qui incommodent beaucoup les malades. Nous nous contenterons de ces critiques d'ensemble et nous arrivons à la partie plus agréable de notre description, qui nous permet de louer l'heureuse distribution des salles, leurs dimensions, leur aération, l'agencement des locaux, les facilités de communication, etc., qui font de l'hôpital de Baréges un monument digne de sa destination.

Le pavillon des officiers est le premier édifice qui se présente en arrivant à Baréges; il ne porte aucun ornement d'architecture, mais il frappe par sa masse imposante et son développement. Un mur de trois mètres d'épaisseur lui sert de cuirasse, sur sa face nord, contre les atteintes de l'avalanche et les affouillements du torrent.

Il est composé de trois étages et d'un rez-de-chaussée ; en bas le réfectoire vaste et confortable, une salle de billard, une bibliothèque, une salle de lecture à l'usage de MM. les officiers hospitalisés.

Les trois étages sont identiques; ils sont parcourus chacun par un long corridor central, allant du sud au nord, sur lequel s'ouvrent les chambres qui prennent jour sur les deux façades est et ouest ; celles à l'ouest sont à deux lits et affectées à des lieutenants ou sous-lieutenants ; celles de la face opposée n'ont qu'un lit et sont destinées aux capitaines ; il existe à chaque étage 15 chambres, 8 à 2 lits, 7 à 1 lit; en tout 45 chambres et 69 places pour officiers subalternes ; les officiers supérieurs et autres en congé logent en ville.

L'ameublement des chambres d'officiers consiste en lit, table, table de nuit, commode, portemanteau, glace sur la cheminée, un fauteuil et deux chaises ; tout cela est très-convenable et parfaitement tenu.

Un tunnel spécial fait communiquer le pavillon des officiers avec la piscine; mais pour aller aux bains particuliers et aux douches, les malades doivent sortir de l'hôpital et traverser la rue de Baréges. Le trajet est heureusement très-court. Un service de porteurs est nuit et jour à la disposition des militaires qui ne peuvent aller à pied aux bains.

Le bâtiment central possède deux ailes en retour sur la rue, avec une cour fermée par une belle grille. Cette cour a été très-heureusement transformée en jardin.

Le rez-de-chaussée est destiné aux divers services, tels que la pharmacie, la cuisine, la dépense, l'office, les bureaux de l'administration, quelques magasins ; les chambres de garde, le cabinet du médecin en chef, la salle des conférences et enfin la chapelle. Un tunnel, passant sous la rue, permet aux sous-officiers et soldats d'aller de ce bâtiment à la piscine.

Les deux étages supérieurs sont desservis par de beaux escaliers situés aux deux extrémités. Chaque étage se compose d'une salle de 4 lits pour adjudants sous-officiers, une salle de 28 lits pour sous-officiers, en face une salle pour la toilette des malades et le lavage de l'étain, à côté les lieux d'aisances, dont l'installation laisse beaucoup à désirer.

Puis trois salles, de 34 lits chacune, occupent le bâtiment central ; dans l'aile de l'est une salle de 10 lits et une de 13 lits. Au deuxième étage même répétition ; dans les combles, une salle pour 18 malades, des magasins, le casernement des infirmiers, etc.

En somme, on dispose de 292 places de sous-officiers et soldats ; mais il serait impossible de les traiter tous à cause de l'insuffisance des bains, comme nous le ferons voir plus bas.

De l'autre côté du Bastan existent les dépendances de l'hôpital, qui consistent en un promenoir ombragé de magnifiques tilleuls, une buanderie, un jardin potager, création intelligente de l'officier comptable, qui permet de réaliser une grande économie sur l'achat des légumes. Ce jardin unit l'utile à l'agréable ; il produit des fleurs très-variées et sert à démontrer qu'on peut acclimater à Baréges une foule de plantes que les indigènes croyaient impossibles sous leur climat.

Des allées serpentent sur les flancs du coteau ; une eau vivifiante les arrose, et les malades impotents vont y faire des promenades et des stations plus salutaires pour eux que le séjour dans les salles.

J'ai dit qu'un tunnel de 22 mètres pour les officiers et de 67 mètres pour les soldats, conduit les militaires malades à la piscine, en passant sous la rue de Baréges.

La piscine militaire fonctionne 22 heures par jour, c'est-à-dire qu'il n'y a relâche qu'une heure le matin et une heure le soir, pour nettoyer le bassin et le remplir de nouveau.

La piscine est dans un caveau voûté, bâti en pierres de taille, où l'air est singulièrement modifié par l'humidité, les émanations minérales et gazeuses, et la chaleur concentrée ; on s'y habitue pourtant très-facilement. La température de l'air est de 30° à 34°, celle de l'eau de 36° à 38°. Les dimensions de la salle de la piscine sont de 6^m,40 de largeur, 4^m,15 de longueur, 3^m de hauteur du sol à la voûte surbaissée, à travers laquelle un jour douteux arrive par un vitrage grillé ; sa capacité atmosphérique est donc de 79^m,68 cubes. Lorsque la piscine est occupée par 12 officiers, ils disposent chacun de 6^m,64 cubes d'air ; les séries de sous-officiers et soldats, qui sont de 14, ne donnent à chacun d'eux que 5,68 mètres cubes pour respirer pendant une heure.

Il y a là déjà des conditions particulières puissantes dont l'expérience a consacré les bons effets, et qui caractérisent la balnéation de Baréges. L'eau arrive à la piscine par un orifice de six centimètres de diamètre, situé à la partie inférieure de la cuve, sur la paroi opposée à la porte ; ce conduit débite 75 à 80 litres d'eau à la minute ; il remplit le réservoir en 45 minutes.

La piscine militaire jouit, en outre, en vertu de la convention de 1845, d'un filet d'eau *vierge*, dérivé de la source du Tambour ; ce filet doit donner réglementairement, nuit et jour, 4^l,66179 par minute, ou 280 litres par heure ; il lui faudrait 12 heures, à lui seul, pour remplir la piscine.

La hauteur de l'eau dans le bassin est de 87 centimètres ; un déversoir situé à cette hauteur porte le trop-plein dans la piscine des indigents. Le bassin est rectangulaire ; pour apprécier ses dimensions, il faut le décomposer en trois parties, parce qu'il existe deux marches qui le rétrécissent successivement et forment trois tranches dont l'inférieure a 0^m,19 centimètres de hauteur, 0^m,65 de largeur et 2^m,45 de longueur ; la tranche moyenne a 0^m,345 de hauteur, 1^m,325 de largeur et 3^m,135 de longueur ; enfin la tranche supérieure, celle qui donne les dimensions extérieures du réservoir, a 0^m,34 de hauteur, 1^m,975 de largeur et 3^m,80 de longueur. La superficie supérieure de l'eau est donc de 7,46 mètres carrés, la surface inférieure de 1^m,50.

La capacité totale est de 4,287 mètres cubes, ou de 4,287 litres ; si l'on retranche 70 litres pour la place occupée et l'eau déplacée par chaque baigneur, on trouve qu'il reste 287 litres pour chaque officier et 236 litres pour chaque sous-officier et soldat se baignant, les premiers par séries de 12, les derniers par séries de 14.

M. Gasc, médecin en chef en 1832, composait ses séries de 10 officiers et 12 sous-officiers ou soldats. Il réunissait autant que possible les malades par catégories d'affections similaires. C'est un exemple bon à suivre.

La nécessité de faire baigner tous les malades militaires envoyés à Baréges a consacré les séries de 12 ou 14, qui sont encore trop nombreuses ; elles ont été parfois de 16 baigneurs, ce qui était excessif, chacun d'eux n'ayant plus que 200 litres d'eau à sa disposition.

En effet, un des avantages de la piscine, c'est de pouvoir s'y livrer à des déplacements, à des frictions, à des massages, mouvements qui sont très-utiles dans une foule de maladies, et que les malades ne peuvent exécuter, étant serrés les uns contre les autres, plus gênés que dans une baignoire ; outre que le contact des corps entre eux est désagréable et empêche l'eau de circuler et de frapper toute la surface de la peau.

Il faudrait donc que la piscine fût agrandie, qu'elle affectât une forme circulaire ou ovale, ou bien que les séries ne dépassassent pas le nombre de dix baigneurs simultanés.

La piscine fonctionnant continuellement, en retranchant deux heures pour les lavages et remplissages du matin et du soir, il reste 22 heures sur 24, qui permettent d'organiser six séries d'officiers et seize séries de sous-officiers et soldats, en tout 296 bains de piscine par jour, auxquels il convient d'ajouter les 36 bains de baignoires dont on dispose, total 332 bains. En supposant l'hôpital au complet, l'on aurait 69 officiers et 292 soldats malades et l'on se trouverait avoir 29 malades en sus du nombre des bains qu'on peut donner ; sans compter les officiers supérieurs et autres, en congé pour prendre les eaux, qui ne pourraient jouir des bains militaires ou gratuits ; nous ne parlerons pas des difficultés qu'on éprouverait pour l'agencement d'un service si étroitement bridé.

Je ne fais qu'effleurer ces questions, dont la discussion sera mieux placée ailleurs.

Quelques personnes ont de la répugnance pour la piscine et le bain en commun ; d'autres n'y peuvent aller à cause de leur âge, de leurs infirmités, ou par le caractère de leur profession : ce sont là des causes d'embarras dont il faut tenir compte.

Quant à la répugnance, elle se conçoit ; mais elle disparaît bien vite en raison des avantages et du bien-être éprouvés par ceux qui sont admis à la piscine. Toutes les observations s'accordent à démontrer que, dans les conditions que doit apprécier le médecin, il n'y aucun inconvénient à redouter pour la santé dans l'usage des bains de piscine, et toute appréhension au sujet de la promiscuité des maladies doit être éloignée : il n'y a jamais eu d'exemples de contagion quelconque. D'ailleurs les séries doivent être organisées de façon à réunir les mêmes catégories d'affections.

Quant à l'eau elle-même, elle est filtrée avant d'arriver aux piscines ; la plus grande quantité provient des réservoirs et n'a jamais servi ; de plus elle se renouvelle sans cesse, et la piscine mettant 3/4 d'heure à se remplir, on voit que l'eau d'une série ne sert jamais à la série suivante.

Nous étudierons dans les autres chapitres les qualités de l'eau et de l'air dans lesquels le baigneur de piscine est immergé.

L'hospice civil a été construit en 1854 avec les aumônes recueillies par Monseigneur de Tarbes. Il est situé au pied de l'Ayré, à l'exposition nord, au-dessus de la digue de la Madeleine, dans un pli de terrain richement ombragé.

Sa position est pittoresque, mais elle n'est pas salubre ; les arbres, qui l'enveloppent et lui forment un cadre de verdure, entretiennent une humidité constante et s'opposent à une ventilation suffisante.

Sa façade est élégante, l'intérieur bien disposé ; seulement les salles, tenues avec une grande propreté, sont difficiles à aérer par l'étroitesse et l'élévation des croisées, le manque de ventouses au niveau du sol et le défaut d'ouvertures opposées dans plusieurs d'entre elles. Des cabinets nombreux permettent de recevoir des pensionnaires à un prix modéré.

Une grande quantité d'indigents, au commencement et à la fin de la saison thermale, reçoivent l'hospitalité gratuite dans cet établissement et les soins éclairés du médecin inspecteur. Les sœurs de la Sagesse dirigent avec intelligence et dévouement tous les détails du service.

Autrefois on ne recevait à Baréges que 130 indigents ; aujourd'hui 6 à 700 pauvres sont traités tous les ans à l'hospice Sainte-Eugénie, qui est un bienfait permanent pour le pays et pour tous les départements français.

Avant 1864, le nombre des militaires qui venaient à Baréges n'était que de 400 ; actuellement il est de près de 1,000 ; si les logeurs du pays ont perdu quelques clients par l'établissement des deux hôpitaux, ils ont gagné d'un autre côté par l'affluence plus grande des baigneurs et le surcroît de dépenses que leur présence occasionne.

Il existe à Baréges une autre source minérale exploitée : c'est celle de Barzun, située à 500 mètres de Baréges, sur la route de Luz et au bord du Bastan. Cet établissement, construit en 1836, dont la renommée n'est pas assez étendue, offre des bains d'une efficacité merveilleuse dans une foule de maladies qu'il serait impossible de traiter à Baréges. La source Barzun a une action sédative, calmante de l'appareil nerveux, tout à fait opposée à celle des autres sources de Baréges, qui sont excitantes et dont elle offre un correctif précieux. C'est le remède à côté du mal. Il y a à l'établissement Barzun 7 cabinets de bains, une buvette très-estimée, des douches ascendantes et descendantes, etc.; la source n'a que 30°; elle est chauffée au moyen d'un serpentin passant dans une chaudière d'eau bouillante qui la porte à 35°; de nouveaux travaux de captage pourraient la ramener à sa chaleur primitive, qui était de 41°; enfin il serait facile de la conduire dans Baréges même, ce qui étendrait et faciliterait son emploi.

CHAPITRE XI.

Des eaux de Baréges, émergence, aménagement, constitution physique, chimique et organique des diverses
sources.

J'arrive à une des parties les plus importantes de mon
travail ; on y trouvera des notions peu connues sur les eaux
de Baréges, dont la constitution chimique a été étudiée avec
un soin particulier par M. Filhol.

Je rapporterai également les observations faites par les
médecins et les pharmaciens militaires qui se sont succédé
à Baréges dans ces dernières années, et les expériences auxquelles j'ai pris part sous la direction de M. Ganderax, dont
la haute expérience était si précieuse en pareille matière.

Les eaux de Baréges sortent à travers un banc de calcaire de transition qui règne au fond et parallèlement à la
direction de la vallée. Ce calcaire avoisine la naissance de
toutes les sources sulfureuses des Pyrénées.

Mais ce banc de marbre est recouvert par le terrain qua-
ternaire, éboulis de terre, de sable, de cailloux et de blocs
de granit qui, sous l'action des eaux, a comblé peu à peu la
vallée.

C'est à travers ce terrain mouvant qu'on a dû capter et
fixer les sources.

Les sources de Baréges sourdent de l'est à l'ouest, suivent une courbe légèrement elliptique, à concavité tournée
vers le nord et dont le centre est occupé par le *Tambour*;

c'est la source mère, principale, de laquelle toutes les autres dérivent. La température et la minéralisation des divers griffons diminuent à mesure qu'on s'éloigne du Tambour ; de façon, qu'aux extrémités de la courbe, la *Voûte*, à l'ouest, la *Chapelle*, à l'est, sont les sources les plus faibles du groupe.

Le sol, que les eaux traversent pour venir à la surface, est fortement imprégné par leurs infiltrations ; les dépôts et les combinaisons diverses ont formé un terrain particulier, silicifié, nommé *tapp* par les ingénieurs des mines, et qui est constitué par un magma noirâtre, solide, résistant, bréchiforme, dû surtout à l'action du silicate du soude et du sulfure de fer.

D'autres naissants coulent à travers les blocs de granit du fond de la vallée ; d'autres enfin sortent directement du calcaire de transition encastré dans les schistes azoïques de la région.

Ce calcaire, à couches fortement redressées, laisse filtrer les eaux minérales, de bas en haut, dans les interstices de ses feuillets.

Pour Fontan, le terrain d'où naissent les sources thermales de Baréges est un calcaire mêlé de schiste et superposé à l'eurite.

Pour M. Forbes (d'Edimbourg), les eaux thermales des Pyrénées sourdent toutes des parties où les granits sont en contact avec les couches stratifiées ; à Baréges, à Saint-Sauveur, à Cauterets, les eaux minérales se rencontrent au contact du granit avec des schistes amphiboliques, système de Baréges de Charpentier. (*Mémoires de la société géologique de Londres*, 2ᵉ série, 4ᵉ vol., 2ᵉ partie.)

Palassou, et après lui M. Léon Marchant, ont vu que les eaux sulfurées sortent du granit à la limite des terrains de transition. Ce n'est pas tout à fait ce qui a lieu à Baréges. M. François (*Annales des mines*, 1842) a trouvé, pour Luchon, que les eaux émergent au milieu ou autour d'îlots, ou *dycs*, de roches ignées, plutoniques, qui se sont fait jour plus tard à travers les micaschistes placés à la limite des granits. Ces roches ignées sont-elles des ophites? La question est pendante.

La température des eaux de Baréges indique la profondeur probable de leur origine. Ainsi, en retranchant 7° pour la température invariable de la couche superficielle et ajoutant un degré par 30 mètres de profondeur, dont la chaleur s'augmente en allant directement vers le centre de la terre, nous avons le calcul suivant pour la source du Tambour : $45° - 7° = 38° \times 30^m = 1140$ mètres de profondeur verticale, en supposant que l'eau minérale ne perdît rien de sa température originelle avant de parvenir à la surface.

Pour M. Filhol, la minéralisation des eaux sulfureuses a lieu au sein de la terre par la transformation des sulfates ou sulfures, à une température élevée et en présence des matières organiques contenues dans les eaux. Les sulfates sont tirés des roches traversées par les eaux ; les matières organiques sont entraînées de la surface vers les profondeurs du sol.

L'ancien captage des sources de Baréges, à travers le tapp et le terrain meuble de l'alluvion, avait été obtenu au moyen de gros tuyaux de fer enfoncés aussi profondément que possible et servant à élever les eaux dans les réservoirs. M. Peslin, ingénieur des mines, dans le nouveau captage, a hardiment creusé le tapp et formé des cuvettes, dans lesquelles il a réuni tous les naissants d'une même source ; puis il a bâti sur ces cuvettes des cheminées par lesquelles les eaux arrivent jusqu'aux réservoirs établis au-dessus de ces tubes d'ascension.

Ces appareils, en forme de *tambour*, ont été imités de celui qui existait à la source centrale et qui lui avait donné son nom. Cette opération du nouveau captage, périlleuse, délicate, a été conduite avec beaucoup d'habileté et couronnée d'un plein succès.

Les réservoirs étant adossés aux baignoires, comme nous l'avons dit, il résulte que l'on n'a à craindre aucune déperdition de température ou de minéralisation, surtout quand il s'agit de sources qui sont si peu influencées par les agents extérieurs comme celles de Baréges.

L'altération des eaux sulfurées en général a lieu au contact de l'air par leur affinité pour l'oxygène (M. Filhol). M. Poggiale attribue à la silice le principal rôle dans la décomposition des eaux sulfureuses. Pour éviter cet inconvénient, même à Baréges, où il est très-atténué par la nature des eaux et leur aménagement, il serait bon d'établir sur chacun des réservoirs un gazomètre, qui empêcherait le renouvellement de l'air à la surface de l'eau, de façon que toute communication avec l'extérieur étant prévenue, l'action décomposante une fois produite ne se renouvellerait plus, l'air confiné dans l'appareil ayant perdu ses propriétés altérantes.

POUR UN LITRE D'EAU DE LA SOURCE DE L'ENTRÉE.	ANALYSES DES EAUX DE BARÉGES, PAR		
	LONGCHAMP, 1830.	OSSIAN (HENRY), 1840.	M. FILHOL, 1860.
	gr.	gr.	gr.
Composés — Sulfure de sodium.	0,042100	0,0360	0,0344
Chlorure de sodium.	0,040050	0,0219	0,0544
Silicate de soude.	»	»	0,0974
Idem., de chaux.	»	»	0,0091
Idem., de magnésie.	»	»	0,0022
Sulfate de soude.	0,050042	0,0300	0,0169
Iodure de sodium.	»	»	traces.
Borate de soude.	»	»	traces.
Phosphate de soude.	»	»	traces.
Carbonate de soude.	»	0,0240	»
Oxyde de fer.	»	»	traces.
Matière organisée.	traces.	traces.	0,0510
Silice.	0,067826	»	»
Composants — Chaux.	0,002902	traces.	0,0035
Magnésie.	0,000344	traces.	0,0007
Soude caustique.	0,005100	»	0,1004
Potasse caustique.	traces.	»	traces
Ammoniaque.	traces.	»	»
Lithine.	»	»	traces.
Acide borique.	»	»	traces.
Idem silicique.	»	»	0,0630
Idem phosphorique.	»	»	traces.
Idem sulfurique.	»	»	0,0144
Soufre.	»	»	0,0144
Chlore.	»	»	0,0330
Iode.	»	traces.	traces.
Totaux.	0,208364	0,1119	0,2654

La connaissance chimique des eaux de Baréges a fait un grand pas depuis les travaux de M. Filhol. Pendant longtemps on s'en est tenu à des analyses imparfaites, tant par le peu de soin des opérations que par les incertitudes d'une science qui venait à peine de se fonder. La première en date est celle de Duclos, qui fut communiquée en 1670 à l'Académie des sciences.

Je ne citerai que pour mémoire celle de Poumier, et je donnerai seulement celles qui jusqu'à ces derniers temps passaient pour suffisantes ; elles figurent dans les livres classiques les plus estimés et les plus récents ; on jugera ainsi des différences et des perfectionnements apportés dans ces derniers temps par les travaux habiles et expérimentés du célèbre professeur de Toulouse.

Pour Longchamp, il n'existait dans l'eau de Baréges aucune trace d'acide carbonique, ni de carbonates.

M. Ballard, médecin en chef de l'hôpital militaire en 1834, s'inscrivit en faux contre cette assertion. Il donna dans son ouvrage les opérations chimiques qu'il avait entreprises pour prouver que les sources de Baréges contiennent de l'acide carbonique, un sous-carbonate de soude, représenté par $0^{g},129$, et qu'il n'existe pas d'alcali libre caustique (ammoniaque) ou autre qui serait l'agent direct et spécial des guérisons de certaines plaies ou ulcères qu'on observe si fréquemment dans cette station.

Longchamp croyait que l'alcalinité des eaux de Baréges était due à la présence de la soude caustique. M. Filhol a démontré que c'était là une erreur et que cette alcalinité tient à la présence d'un silicate de soude, qui dans d'autres stations manque complétement et est remplacé par un carbonate de soude en faible proportion, de façon que l'alcalinité doit être attribuée alors au sulfure de sodium.

Le sulfure de sodium est à l'état de monosulfure, comme le voulaient Anglada et Orfila ; c'est aussi à M. Filhol que l'on doit cette découverte, détruisant l'assertion de Fontan, qui considérait le principe sulfureux des eaux de cette catégorie comme un sulfhydrate de sulfure.

Longchamp trouve de la silice en grande quantité, que M. Filhol n'admet que sous forme d'acide silicique, et encore n'en existe-il point en excès dans les eaux de Baréges, sans cela elles renfermeraient un sulfhydrate. Longchamp est le seul à découvrir de l'ammoniaque qui n'a pas été retrouvée depuis. MM. O. Henry et Filhol s'accordent pour déceler des traces d'iode ; mais ce dernier dévoile la présence de la lithine, du fer, des acides borique et phosphorique, qui n'étaient point soupçonnés par ses prédécesseurs. Les silicates de M. Filhol sont remplacés chez Longchamp par la silice pure, substance dont il n'est pas question dans l'analyse de M. O. Henry père, si ce n'est un silicate et un carbonate de soude qui ne sont point séparés, le dernier composé admettant la présence de l'acide carbonique, qu'on ne retrouve pas dans les autres analyses.

En résumé, l'analyse de Longchamp est soignée, mais se ressent de l'imperfection des procédés chimiques employés à son époque ; l'analyse de Henry est tout à fait sommaire et négligée, celle de M. Filhol complète et remarquable à tous les points de vue. Pourtant il faut reconnaître que tous ces chimistes se rencontrent dans la constatation du sulfure de sodium, du chlorure de sodium, du sulfate de soude et de la matière organisée ; ce sont les éléments principaux de ces eaux.

Les quantités de résidus laissés par un litre d'eau varient pour chacun d'eux ; pour Longchamp, il n'est que de 2 décigrammes ; pour Henry, il est plus faible encore ; pour M. Filhol, il est de 265 milligrammes.

C'est une minéralisation très-faible : aussi la densité des eaux de Baréges se rapproche beaucoup de celle de l'eau distillée ; elle est, d'après M. le docteur Vincent, de 1,00039.

La température, suivant les sources, varie de 29° centigrades à 45° au point d'émergence ; sur les lieux d'emploi, elle ne s'écarte guère de la température du corps humain, ce qui permet d'administrer les eaux *à leur chaleur naturelle*.

L'eau de Baréges est limpide, incolore, inaltérable à l'air; sa saveur est faible, son odeur peu prononcée, se rapprochant de celle des œufs durs ; elle laisse dégager une plus ou moins grande quantité de gaz azote, sous forme de petites bulles ; elle dépose des filaments blancs, gris ou bruns, de matière organisée ou barégine ; elle est plus ou moins onctueuse au toucher, ce qui tient à la barégine et à l'alcalinité.

Nos sources ont éprouvé peu de variations dans leur température ou leur composition. Si l'on tient compte de la diversité des instruments et des opérateurs, des circonstances qui ont accompagné et précédé les différentes expériences, telles que travaux de captage, d'aménagement, fouilles, infiltrations non détournées, etc., on s'explique les légères variantes présentées par les auteurs et les causes d'erreur qui ont influé sur les résultats obtenus.

Cependant, en considérant le moment de la saison thermale, les influences météorologiques, etc., on pourra trouver quelques fluctuations minimes qu'il sera indispensable de noter. Des expériences ont été commencées à Baréges par nos soins, avec des instruments de précision ; elles seront continuées régulièrement. M. Filhol a cru remarquer que, après les grandes pluies ou la neige, les eaux de Luchon étaient plus chaudes qu'avant ces phénomènes ; c'est une observation à vérifier à Baréges. M. Fégueux, en 1869, a entrepris ce travail ; nous ne connaissons pas ses conclusions.

Le débit des sources varie aussi : il n'est pas rare de voir des réservoirs voisins dévoiler leurs communications intérieures par des intermittences parallèles et des compensations d'écoulement.

En baissant le niveau de l'établissement thermal de $1^m,50$, M. François avait annoncé qu'on obtiendrait une augmentation de débit de 20,000 litres pour 24 heures. Ce résultat a-t-il été atteint? Une pièce officielle atteste qu'en 1845 le débit était de 200,000 litres; en 1860, M. Filhol constatait 1600 hectolitres; en 1865, M. Valserre, dans *le Constitutionnel*, annonce 154,220 litres et 174 à 180 mille litres en y joignant la Voûte; en 1866, M. Martin, médecin en chef, dans son excellent rapport d'ensemble, porte 173,600 litres. Balard, en 1834, donne 170 mètres cubes; enfin Lomet, en 1795, calculait sur un débit total de 4,624 pieds cubes, c'est-à-dire 165 mètres, chiffre que Gasc reproduit en 1829.

Dans l'impossibilité de jauger chaque source séparément et pour juger d'une manière approximative du débit des eaux, j'ai pensé qu'on pouvait vérifier, par un calcul facile, la quantité de litres d'eau qui passe par jour dans les deux piscines civile et militaire.

Chaque piscine contient 4,000 litres, 8,000 litres pour les deux; ces 8,000 litres mettent, en moyenne, une heure pour remplir les piscines; les piscines se remplissent ou peuvent se remplir 22 fois en 24 heures, ce qui nous donne 176,000 litres pour le total de l'eau fournie par les sources réunies. En résumé, on peut fixer à 170 mètres cubes le débit moyen des sources. Il n'a guère varié depuis que Baréges est connu. Le pouce de fontenier correspondant à un écoulement de 20,000 litres par jour, la richesse de Baréges est de 8 pouces et demi d'eau minérale, soit 7,080 litres par heure, 118 par minute, 2 litres par seconde.

En 1864, nous avons fait, sous la direction de M. Ganderax, une série d'expériences de sulfurométrie pour constater, sur les lieux d'emploi, l'état des sources après le nouvel aménagement. Ces expériences plusieurs fois répétées ont porté sur chacun des robinets de chaque baignoire.

Il fut reconnu qu'il existe une différence légère dans la température et la sulfuration des divers bains, à mesure qu'on s'éloigne du point d'émergence de la source qui les alimente.

En 1865, M. Filhol étant venu répéter ces expériences, nous eûmes la satisfaction de constater une grande concordance entre les résultats que nous avions obtenus et ceux auxquels arrivait le savant chimiste. Cette concordance ressort du tableau que nous donnons ci-contre de la sulfurométrie faite à Baréges à diverses époques, au moyen du procédé de Dupasquier perfectionné par M. Filhol. Il permet d'apprécier la richesse relative des sources de Baréges en sulfure de sodium. Ce tableau indique aussi le parallélisme assez complet entre la température et la sulfuration des diverses sources. On remarque peu de différence, soit que l'on prenne l'eau aux réservoirs ou dans la baignoire, ce qui provient de la disposition des locaux que nous avons déjà signalée, aucune altération ne pouvant s'effectuer dans le trajet de l'un à l'autre ; si ce n'est pour la *Voûte* employée comme réfrigérant et dont le réservoir est hors de l'établisment ; il en est de même pour de *Fond*, dont l'origine est de l'autre côté de la nef.

Les expériences de M. Filhol, en 1860 et en 1865, avant et après le nouveau captage, indiquent, par leur concordance, que les eaux n'ont éprouvé aucune modification dans leur nouvel aménagement. Cependant il semblerait, d'après notre tableau, que les sources ont perdu un peu de leur température. Cette perte, sensible surtout aux piscines, est d'un degré centigrade. Cet abaissement doit être attribué à l'emploi des réfrigérants pour les bains de l'Entrée et de Polard, adjonction qui n'avait pas lieu autrefois, ces deux sources ne fournissant alors qu'à un nombre plus restreint de baignoires.

Par contre l'ancienne Gency aurait gagné 2 degrés de température et l'Entrée un degré, ce qui fait ample compensation.

Je ne compare bien entendu que les résultats d'un même opérateur, M. Filhol, en 1860 et en 1865.

Notre tableau présente un résumé moyen des expériences qui servira de guide et d'indicateur exact pour les expériences ultérieures.

Nous ferons remarquer la dernière colonne du tableau, qui donne la quantité de sulfure de sodium contenue dans un bain ordinaire d'eau de Baréges naturelle et qui est réellement très-faible en raison des effets physiologiques et thérapeutiques produits par l'usage des eaux.

Le deuxième tableau, p. 178, présente l'analyse détaillée de toutes les sources de Baréges donnée en 1860 par M. Filhol, et insérée dans les *Mémoires de l'Académie des sciences* de Toulouse et dans les *Annales de la société d'hydrologie*. Ce travail complet et remarquable a besoin d'être répandu et connu ; j'espère lui donner une publicité qu'il mérite à tant d'égards et surtout aux yeux de ceux qui s'occupent de Baréges, des eaux des Pyrénées et des sources sulfureuses en général.

Sulfurométrie et température des sources de Barége[s]

Tableau dressé, en 1865, par M. DELBOUSQUE[T]

NOM DES SOURCES et DÉSIGNATIONS DIVERSES.		M. FILHOL, 1860 (1°).		M. POGGIALE, 1861.		M. PESLIN, 1862 (2°).	
		Température.	Degré sulfurométriq.	Température.	Degré sulfurométriq.	Température.	Degré sulfurométriq.
Tambour	Grande douche	44°,4	130	44°,5	148	44°,	157
	Grande buvette	43.	130	»	»	»	»
Entrée. Nos 7, 8, 9, 10, 11	Réservoir	»	»	»	»	43,	159
	Baignoires	40,	122	40,	136	»	»
Bain neuf. Nos 5, 6	Réservoir	»	»	»	»	37,5	14.
	Baignoires	38,	116	39,	136	»	»
Ancienne Gency. No 4	Réservoir	»	»	»	α	35,5	44.
	Baignoires	33,75	91	34,	120	»	»
Polard. Nos 12,13,14,15,16,17	Réservoir	»	»	»	»	37,	10.
	Baignoires	37,4	82	37,5	100	»	»
Bain du Fond. Nos 20, 21	Réservoir	»	»	»	»	»	»
	Baignoires	36,	79	35,	88	»	»
Dassieu. Nos 18, 19	Réservoir	»	»	»	»	»	»
	Baignoires	36,75	84	36,5	100	»	»
La Chapelle. Nos 1, 2, 3	Réservoir	»	»	»	»	»	»
	Baignoires (4e)	33,	66	33,	80	»	»
Idem réfrigérant de l'Entrée		»	»	»	»	»	»
Nouvelle-Gency. — Petite buvette (Bordeu)		33,5	124	34,	132	»	42
Voûté (Saint-Roch)	Réservoir	32,5	93	»	»	»	8
	Réfrigérant de Polard (5°)	»	»	»	»	»	»
Barzun		29,5	95	»	»	»	»
Filet vierge de la piscine militaire		»	»	38,	128	»	»
Piscine militaire		37,	75	36,	72	»	»
Idem civile		36,5	60	»	»	»	»
Idem des indigents		36,4	50	»	»	»	»

D'après les expériences faites par divers observateurs.

actuellement médecin-major de 2ᵉ classe.

M.GANDERAX, 1864 (1°)(3°)		M. FILHOL, 1865 (1°)(3°)		RÉSUMÉ ou moyenne.		QUANTITÉ PAR LITRE d'eau de		QUANTITÉ de sulfure de sodium dans un bain de 270 litres d'eau.	OBSERVATIONS.
Température.	Degré sulfurométriq.	Température.	Degré sulfurométriq.	Température.	Degré sulfurométriq.	sulfure de sodium.	soufre.		
						gr.	gr.		
43°5	132	43°8	130	43°5	132	0,04105	0,04680	»	Le degré sulfurométrique est représenté par la quantité d'iode absorbée par un litre d'eau minérale. Le procédé employé est celui de Dupasquier, perfectionné par M. Filhol. (1°) Avec chlorure de barium ; (2°) Sans chlorure de barium ; (3°) Après le nouveau captage ; (4°) Le robinet du côté de la tête, pour les baignoires des cabinets nos 7, 8, 9, 10 et 11 (bains de l'Entrée), est alimenté par la source de la Chapelle à 32° ; (5°) Le robinet du côté des pieds des bains Polard nos 12, 13, 14, 16 et 17, et le robinet du côté de la tête du n° 15 sont alimentés par la source de la Voûte, ou Saint-Roch à 27°.
42,9	132	43,8	128	43,	132	0,04105	0,04680	»	
»	»	42,	116	»	»	»	»	gr. »	
41,	122	41,4	146	41,	122	0,03856	0,04579	10,24	
»	»	38,	117	»	»	»	»	»	
35,8	144	38,	116	38,	116	0,03545	0,04451	9,54	
»	»	37,	116	»	»	»	»	»	
34,6	112	36,8	116	35,5	115	0,03520	0,04440	9,40	
»	»	37,8	80	»	»	»	»	»	
37,	80	37,6	80	37,	90	0,02488	0,01018	6,84	
»	»	35,	80	»	»	»	»	»	
36,1	78	34,6	66	35,	75	0,02428	0,00993	6,55	
»	»	37,2	76	»	»	»	»	»	
35,5	80	36,4	76	36,	80	0,02420	0,01030	6,54	
»	»	32,	60	»	»	»	»	»	
30,5	56	30,	58	34,	60	0,01944	0,00743	4,70	
31,	62	»	»	34,	60	0,01928	0,00710	»	
30,	78	34,4	122	34,	125	0,02428	0,00993	»	
»	»	29,	84	»	»	»	»	»	
27,	72	27,8	75	27,	75	0,02239	0,00946	»	
»	»	»	»	29,5	95	0,025345	0,01866	6,50	
44,	128	»	»	44,	128	0,03984	0,04630	»	
36,	68	»	»	36,	70	0,02445	0,00866	5,40	
»	»	36,	54	35,	60	0,01950	0,00715	4,70	
»	»	36,	50	35,	60	0,01740	0,00610	4,00	

Analyse quantitative des sources de Baréges prises à leur point d'émergence, faite en 1860, par M. Filhol.

SUBSTANCES SIMPLES.	TAMBOUR.	NOUVELLE GENCY (BORDEU).	LA CHAPELLE.	ENTRÉE.	BAIN NEUF.	ANCIENNE GENCY.	LE POND.	POLARD.	LA VOUTE (ST-ROCH).	LE TUNNEL.	DASSIEU.	BARZUN.
	gr.	gr.	gr.	gr.	gr.	gr.	gr.	gr.	gr.	gr.	gr.	gr.
Soufre	0,0167	0,0156	0,0082	0,0144	0,0156	0,0146	0,0099	0,0143	0,0146	0,0082	0,0105	0,0119
Chlore	0,0437	0,0440	0,0242	0,0330	0,0347	0,0311	0,0264	0,0273	0,0308	0,0238	0,0272	0,0318
Iode	traces.	traces.	traces.	traces.	traces.	traces.	traces.	traces.	traces.	traces.	traces.	traces.
Acide sulfurique	traces.	traces.	0,0200	0,0144	0,0400	0,0150	0,0200	0,0180	0,0440	0,0240	0,0178	0,0420
Idem phosphorique	traces.	traces.	traces.	traces.	traces.	traces.	traces.	traces.	traces.	traces.	traces.	traces.
Idem silicique	0,0697	0,0730	0,0470	0,0630	0,0685	0,0580	0,0620	0,0680	0,0640	0,0500	0,0685	0,0742
Idem borique	traces.	traces.	traces.	traces.	traces.	traces.	traces.	traces.	traces.	traces.	traces.	traces.
Soude	0,1105	0,1100	0,0844	0,1004	0,0945	0,0855	0,0954	0,0957	0,0924	0,0807	0,0960	0,1033
Potasse	traces.	traces.	traces.	traces.	traces.	traces.	traces.	traces.	traces.	traces.	traces.	traces.
Lithine	traces.	traces.	traces.	traces.	traces.	traces.	traces.	traces.	traces.	traces.	traces.	traces.
Chaux	0,0062	0,0064	0,0035	0,0035	0,0040	0,0035	0,0042	0,0064	0,0078	0,0030	0,0060	0,0054
Magnésie	0,0005	0,0006	0,0046	0,0007	0,0044	0,0006	0,0006	0,0005	0,0008	0,0042	0,0005	0,0042
Température	44°,10	26°,75	33°	40°	38°	33°,75	36°	37°,80	32°,50	33°,50	36°,75	29°,50

SUBSTANCES COMPOSÉES.	TAMBOUR.	NOUVELLE GENCY (BORDEU).	LA CHAPELLE.	ENTRÉE.	BAIN NEUF.	ANCIENNE GENCY.	LE POND.	POLARD.	LA VOUTE (ST-ROCH).	LE TUNNEL.	DASSIEU.	BARZUN.
	gr.	gr.	gr.	gr.	gr.	gr.	gr.	gr.	gr.	gr.	gr.	gr.
Sulfure de sodium	0,0408	0,0380	0,0204	0,0344	0,0356	0,0279	0,0242	0,0253	0,0285	0,0204	0,0256	0,0294
Chlorure de sodium	0,0720	0,0725	0,0400	0,0544	0,0572	0,0514	0,0435	0,0450	0,0508	0,0396	0,0454	0,0520
Silicate de soude	0,0984	0,1045	0,0697	0,0974	0,0995	0,0896	0,0942	0,0984	0,0844	0,0745	0,0988	0,1074
Idem de chaux	0,0161	0,0159	0,0094	0,0094	0,0104	0,0094	0,0140	0,0159	0,0204	0,0078	0,0158	0,0082
Idem de magnésie	0,0046	0,0047	0,0058	0,0022	0,0034	0,0020	0,0016	0,0014	0,0022	0,0044	0,0044	0,0034
Sulfate de soude	traces.	traces.	0,0355	0,0169	0,0477	0,0265	0,0354	0,0349	0,0248	0,0360	0,0315	0,0242
Iodure de sodium	traces.	traces.	traces.	traces.	traces.	traces.	traces.	traces.	traces.	traces.	traces.	traces.
Borate et phosphate de soude	traces.	traces.	traces.	traces.	traces.	traces.	traces.	traces.	traces.	traces.	traces.	traces.
Oxyde de fer	0,0008	traces.	traces.	traces.	traces.	traces.	traces.	traces.	traces.	traces.	traces.	traces.
Matière organisée	0,0660	0,0640	0,0270	0,0540	0,0450	0,0300	0,0450	0,0445	0,0390	0,0280	0,0450	0,0500
Totaux pour 1000 grammes de chaque source	0,2957	0,2966	0,2072	0,2654	0,2688	0,2365	0,2549	0,2524	0,2498	0,2104	0,2635	0,2743

Jamais les eaux n'ont été scrutées si profondément par la chimie; si les médecins n'en tirent pas des déductions pratiques, c'est que c'est impossible par cette voie.

Outre les principes organiques détaillés dans l'analyse de M. Filhol, les sources de Baréges contiennent une matière organisée dont l'étude n'est pas encore complète, mais qui cependant est séparée en deux substances distinctes : 1° une matière organique azotée et iodée; 2° des êtres organisés vivants, végétaux et animaux. La matière organique est dissoute dans l'eau de Baréges; elle s'en sépare par le refroidissement au contact de l'air; c'est pour cela que les sources les moins chaudes paraissent en contenir le plus et possèdent cette onctuosité agréable qui est une de leurs qualités. Cette matière se dépose en quantités plus ou moins considérables dans les conduits et dans les réservoirs; elle est surtout abondante dans les baignoires de l'établissement Barzun ; les piscines de Baréges en contiennent aussi une grande quantité, qui flotte dans l'eau agitée, sous forme de flocons, de filaments blancs, grisâtres, quelquefois colorés en noir par du sulfure de fer ; cette matière accumulée forme une masse gélatineuse, filante, très-azotée et contenant une grande quantité d'êtres microscopiques. Ce mélange complexe serait entraîné par les eaux d'infiltration de la surface du sol, puis dissous dans les eaux minérales. Longchamp lui a donné le nom de *barégine*, parce qu'il l'a découverte à Baréges ; Alglada l'appelait *glairine*, à cause de son aspect albumineux; M. Lambron veut qu'on l'appelle *sulfurine*, parce qu'on ne la rencontrerait que dans les eaux sulfureuses, ce qui n'est pas exact; et Fontan l'appelait *pyrénéine*, à cause de son abondance particulière dans les eaux de la chaîne des Pyrénées.

La *barégine*, d'après M. Filhol, ne contient ni sucre ni cellulose ; cependant l'eau minérale prise en boisson a souvent un goût sucré très-prononcé, que nous attribuons à la cellulose de la glairine si facilement transformable en glucose. Cette divergence d'opinion s'explique par les variations extrêmes que l'on constate dans la présence de cette matière suivant l'époque de l'observation. 100 parties de barégine ont fourni 49 parties de cendres contenant :

Carbonate de chaux.	28,00
Silice.	16,20
Oxyde de fer.	4,00
Chlorure de sodium.	0,60
Carbonate de magnésie.	traces.
Sulfate de chaux.	traces.
Phosphate de chaux.	0,20
Idem de magnésie.	traces.
Total.	49

Cent parties de barégine bien pure et bien sèche ont donné 3,5 d'azote ; le carbonate de chaux y est également en abondance, comme on le voit par l'analyse précédente, et on peut l'y découvrir, au moyen du microscope, sous forme de petits rhomboïdes de chaux carbonatée.

La sulfuraire, ou matière organisée, n'est pas très-abondante à Baréges. Nous devons à M. Vincent, médecin distingué de la Marine, une étude phycologique et zoologique des eaux de Baréges dont nous allons donner une rapide analyse. Pour la flore microscopique des eaux de Baréges, M. Vincent s'est aidé des travaux de Montagne, Vaucher, Kützing, Agardh ; pour la faune, il a consulté ceux de

O. F. Müller, Bory de Saint-Vincent, Dujardin, Raspail, Ehrenberg de Berlin, etc. La sulfuraire de Baréges se distingue de celle décrite par Fontan par quelques traits spéciaux ; elle doit être rattachée à l'ordre des confervoïdes, à la tribu des leptomitées, au genre *leptomitus*, créé par Agardh (λεπτος *mince* et μετος *fil*), qui comprend des plantes cespiteuses, adnées ou libres et implantées sur une gangue chevelue, articulée, mince, achromatique. Parmi les différentes espèces du genre leptomitus, M. Vincent s'est arrêté au *leptomitus vitreus* (*conferva vitrea* de Roth) dont la description suivante d'Agardh s'accorde parfaitement avec celle de l'hydrophyte de Baréges : « Filis longissimis, flaccidis, hyalinis, ramis alternis, articulis cylindraceis. » Au *leptomitus vitreus* M. Vincent ajoute l'épithète de *sulfurarius*, Vincent, synonyme de *conferva vitrea*, Roth, et de la *sulfuraire* de Fontan.

D'autres végétaux confervoïdes habitent aussi les eaux de Baréges ; ce sont des hydrodictyes (*hydrodictyon pentagonus*, Vaucher), conferve peu commune et que M. Vincent a rencontrée dans les boues de la source Barzun ; cette plante imite assez bien la figure d'un réseau à mailles ordinairement pentagonales. Le même naturaliste a observé plusieurs fois, dans l'eau du Tambour, l'*ulva minima* Vaucher, et dans les douches, au bain de l'Entrée et à la piscine militaire, l'oscillatoire rougeâtre d'Adanson, *oscillatoria thermalis* d'Agardh ; puis un grand nombre d'individus de l'ordre des nostochinées, le nostoc commun (*nostoc commun*, Agardh, *trémella nostoc*, Linné).

A la Hontalade (Saint-Sauveur), la couleur lie de vin qu'on remarque dans la cuvette de marbre qui reçoit l'eau, au griffon de la grotte, est due à une conferve parasite de l'ordre des nostochinées. Ce n'est pas, comme on aurait pu le croire, le *protococcus kermesinus;* c'est un végétal du genre palmella, le *palmella sanguinea* d'Agardh, appelé par Lamarck, *byssus purpurea* et par Bory de Saint Vincent *phytoconis purpurea.*

Passant à la partie zoologique, M. Vincent, par des investigations microscopiques patientes et habiles, continuées pendant deux mois, a su reconnaître une foule d'animalcules vivant dans les eaux de Baréges, au milieu des filaments confervoïdes dont la décomposition leur fournit des aliments abondants.

Ce sont des anguillules (*vibrio serpentulus et coluber*), qui ne sont pas des vibrions, mais des vers nématoïdes, se rapprochant beaucoup des ascarides, d'après le professeur Ehrenberg.

Dans presque toutes les sources de Baréges s'agite, animé d'un mouvement rotatoire très-rapide, le *paramecium aurelia* d'Erenberg, que Bory Saint-Vincent a décrit sous le nom de *bursaria calceolus.* Ensuite viennent des bactérium, des *amibes* très-abondants, un enchélyen, l'*acomia vitrea,* puis le *trachelius strictus,* le *dileptus anser* (*amphyleptus anser* d'Ehrenberg); ces deux derniers appartiennent à la famille des trichodiens; enfin l'*astasia limpida* qui se rapproche du genre *euglena :* ce dernier zoohydre ne se trouve pas à Baréges, mais il a été signalé par Montagne dans les eaux sulfureuses de Saint-Amand (Nord).

On voit que la contribution scientifique de M. Vincent est importante, et nous devons remercier ce savant naturaliste d'avoir consacré le temps de sa cure thermale à des recherches nouvelles sur un sujet aussi difficile. Pour M. Debeaux, pharmacien militaire, la plus commune des espèces végétales vivant dans les eaux de Baréges serait une conferve du genre *batrachospermum thorea.*

Soubeyran et après lui Fontan ont étudié les êtres microscopiques de la sulfuraire ; je ne donnerai pas la nomenclature qui se trouve dans leurs ouvrages ; j'ai donné la préférence aux déterminations de M. Vincent, parce qu'il a étudié directement sur les eaux de Baréges, dans lesquelles on ne pensait pas qu'il y eût autant d'habitants variés, ceux-ci étant peut-être différents de ceux qu'on rencontre à Luchon ou ailleurs.

M. Joly, le savant professeur de zoologie de la faculté de Toulouse, a étudié aussi la sulfuraire ; il ne pense pas que ce soit un végétal ; il en fait un animal du genre des oscillaires ; il a vu au microscope ces corpuscules exécuter des mouvements de translation très-étendus. Cette opinion avait déjà été soutenue par Dumoulin.

Fontan fit adopter les idées contraires. M. Joly fils, médecin aide-major, a repris cette question et en a fait le sujet de sa thèse pour le doctorat ès sciences naturelles.

Nous attendons avec impatience le travail de notre jeune et distingué confrère.

La barégine rose que l'on voit à Barzun est due à un gros infusoire non déterminé, que M. Lesseps croit être un *naïs.*

La matière organisée, ou sulfuraire en décomposition, produit de la sulfurose analogue à la matière organique des eaux courantes ou hydrose.

En 1857, M. le docteur Aulagnier, médecin principal

d'armée, qui exerça pendant sept ans à Baréges, comme médecin en chef, présenta à l'Académie de médecine un important travail sur la barégine ou glairine des eaux sulfureuses; ce travail se divise en deux parties : 1° qu'entend-on par barégine? où et comment se forme cette substance? 2° quels sont les usages de la barégine et quelles applications peut-on en faire en médecine et en chirurgie? Ce mémoire donna lieu à un rapport présenté à l'Académie par M. J. Bourdru (*Bulletin de l'Académie de médecine*, t. XXII, p. 1220), à la suite duquel l'Académie décida que de nouvelles recherches étaient nécessaires sur cette matière.

M. O. Henry fils, chef adjoint des travaux chimiques à l'Académie, fut chargé de faire des études sur des échantillons de barégine recueillis dans les principales stations thermales des Pyrénées. Il a publié le résultat de ses recherches dans les *Annales de la société d'hydrologie médicale de Paris*, t. VI, 1859-60, p. 96, sous le titre de : *Etudes chimiques et médicales sur les barégines des eaux sulfureuses*, avec une liste bibliographique étendue de tout ce qui a paru sur ce sujet.

MM. Joly et Fontan ont décrit le *monas sulfuraria* qui colore en rouge certaines eaux sulfureuses (*Mémoires de l'Académie des sciences*, de Toulouse, série 3, t. I, p. 116, 1844).

Mcighan, médecin anglais, 1742, avait décrit la sulfurine de Baréges sans la distinguer de la glairine; Fontan, en 1838, la définit le premier scientifiquement.

La matière organique ou glairine est un mélange d'une matière albuminoïde avec une substance analogue à la cellulose; « ce qui justifie, comme le dit fort bien M. Filhol, le nom de matière *végéto-animale* qu'on lui avait donné jadis ».

Le soufre se trouve souvent interposé dans les mailles de la sulfuraire, qui contient également un peu d'iode.

La sulfuraire, mêlée de barégine, abandonnée à l'air, se décompose et contracte une odeur forte, rappelant celle des huiles essentielles retirées des crucifères, celle du raifort surtout.

La barégine pure se conserve très-bien ; la viridine ou hydrose se décompose très-vite ; la sulfuraire et les animalcules auxquels elle sert d'habitacle se putréfient rapidement et développent une odeur repoussante, celle de cadavre; le lavage à l'alcool, à l'eau acidulée, le passage à l'étuve détruisent cette odeur.

D'après la composition chimique des matières organiques des eaux sulfureuses, on conçoit que leur action thérapeutique puisse être appliquée avec succès ; des auteurs même ont expliqué l'efficacité des eaux par la seule présence de ces matières.

L'emploi de la barégine pourrait être d'un usage plus répandu en médecine, si ses effets étaient étudiés avec soin.

Il existe encore dans les eaux sulfureuses d'autres principes fixes ou accidentels qui mériteraient une étude particulière.

Ainsi le gaz azote paraît lié à la présence des masses organiques ; il est plus ou moins abondant suivant les sources ; son action thérapeutique est puissante, soit par sa dissolution dans l'eau, soit par sa présence dans l'air confiné des piscines ou des douches.

M. Schœuffelle aurait voulu doser l'azote contenu en grande abondance dans la source Barzun, les moyens d'analyse précise lui ont manqué. Il pense que l'azote retenu par ces eaux est dû à la présence également très-grande de la barégine, corps spongieux qui absorbe le gaz, lui sert de récipient, de véhicule, et ne le laisse dégager qu'au contact de l'air.

Pour M. Filhol la prédominance de l'azote provient de l'action réductive de la matière organique sur l'oxygène de l'air et les composés-désoxygénables de l'eau minérale.

Le calorique des eaux minérales est aussi un de leurs puissants moyens d'action, à tel point que l'on s'est demandé si elles ne possédaient pas un calorique spécial.

Dans ces derniers temps M. Scoutetten, avec son talent ordinaire, a soutenu cette thèse que la propriété des eaux minérales tient moins à leur composition chimique qu'à leur état électrique. Cette opinion a soulevé de grandes discussions et rencontré une grande résistance, principalement à la société d'hydrologie médicale de Paris.

De l'ensemble des notions qui précède, il est impossible de ne pas reconnaître que, dans la combinaison complexe et particulière des éléments des eaux minérales, il y a quelque chose qui nous échappe, un secret de la nature, qui leur donne une vertu que les eaux artificielles ne sauraient atteindre ni imiter.

Un bain de Baréges ne contient que quelques grammes de sulfure de sodium et quelques milligrammes d'autres principes et l'on en obtient des effets que ne produiraient jamais des doses centuples de médicaments analogues. C'est ce qui a fait admettre une vitalité propre aux eaux. La chimie détruit tous ces mystères que la raison repousse, mais elle n'a pas encore sondé totalement les profondeurs de cet arcane ; nous avons les éléments, mais c'est la manipulation, la combinaison spéciale que nous ne pouvons découvrir et qui en font sans doute la puissance.

Si l'on compare entre elles les diverses sources de Baréges dans leurs éléments principaux, on trouve les chiffres suivants, qui représentent leur température et leur richesse minérale relatives prises sur les lieux d'emploi.

NOM DES SOURCES RANGÉES SUIVANT LEUR ORDRE dans l'établissement.	TEMPÉRA-TURE.	QUANTITÉ de sulfure de sodium dans un litre d'eau.	QUANTITÉ de chlorure de sodium dans un litre d'eau.	ALCALI-NITÉ.
		gr.	gr.	gr.
Dassieu, nos 18 et 19.	36°	0,02420	0,0454	0,1025
Polard, nos 12, 13, 14, 15, 16, 17.	37	0,02488	0,0450	0,1023
Tambour (douches et grande buvette).	43	0,04105	0,0720	0,1172
Entrée, nos 7, 8, 9, 10, 11.	44	0,03856	0,0544	0,1046
Voûte (réfrigérant de Polard).	27	0,02239	0,0508	0,1010
Ancienne Gency, no 4.	35°,5	0,03520	0,0544	0,0896
Bain neuf, nos 5 et 6.	38	0,03545	9,0572	0,0996
Chapelle, nos 1, 2, 3, et réfrigérant de l'Entrée.	34	0,01944	0,0400	0,0862
Nouvelle Gency (petite buvette).	34	0,02428	0,0725	0,1167
Fond, nos 20 et 24.	35	0,02428	0,0485	0,1002
Piscines.	33	0,04950	»	»
Barzun, à 500 mètres de Baréges.	29°,5	0,02531	0,0520	0,1096

Ces quatre qualités représentent, suivant moi : la température, le principe adjuvant ; le sulfure de sodium, le principe actif ; le chlorure de sodium, la digestibilité des eaux ; l'alcalinité, leur faculté d'absorption.

Nous allons classer les sources suivant leur température, leur sulfuration, leur digestibilité et leur alcalinité, afin de bien déterminer les différences qui les distinguent sous ces différents aspects et leur énergie relative, éléments d'appréciation très-essentiels dans la pratique.

NUMÉROS.	TEMPÉRATURE.	SULFURATION.	QUANTITÉ de chlorure de sodium.	ALCALINITÉ.
1	Tambour.	Tambour.	Nouvelle Gency.	Tambour.
2	Entrée.	Entrée.	Tambour.	Nouvelle Gency.
3	Bain neuf.	Bain neuf.	Bain neuf.	Barzun.
4	Polard.	Ancienne Gency.	Entrée.	Entrée.
5	Dassieu.	Barzun.	Barzun.	Dassieu.
6	Ancienne Gency.	Polard.	Voûte.	Polard.
7	Piscines.	Fond.	Ancienne Gency.	Voûte.
8	Fond.	Nouvelle Gency.	Dassieu.	Fond.
9	Nouvelle Gency.	Dassieu.	Polard.	Bain neuf.
10	Chapelle.	Voûte.	Fond.	Ancienne Gency.
11	Barzun.	Piscines.	Chapelle.	Chapelle.
12	Voûte.	Chapelle.	Piscines.	Piscines.

Le Tambour tient la tête pour tout ; le Bain neuf vient ensuite, excepté pour l'alcalinité, qui est très-faible ; Entrée, équilibre dans toutes ses qualités ; Polard et Dassieu, proportions moyennes ; Ancienne Gency de même, mais plus sulfurée ; les piscines ont peu de minéralisation ; le Fond faible en tout ; Nouvelle Gency peu chaude, peu sulfurée, très-chargée de sels, ce qui la rend très-digestible ; la Chapelle, très-faible ; Barzun, basse température, sulfuration assez forte, alcalinité prononcée ; Voûte, température et sulfuration basses, alcalinité moyenne.

M. Filhol a étudié, à Baréges, l'air contenu dans les piscines et dans les cabinets de douches ; il a consigné les résultats de ses recherches dans le tableau suivant :

Composition chimique de l'air confiné des douches et piscines.

LIEUX D'OBSERVATION.	QUANTITÉ d'oxygène, en volume, sur 100 parties d'air.	AZOTE.	ACIDE sulfhydrique sur 100 litres d'air.	TEMPÉRATURE de l'air confiné.	TEMPÉRATURE extérieure.
Grande douche..	18,50	84,50	0,00115	35°,50	24°
Petite douche. .	20,10	79,80	0,00068	35,	24,75
Piscine civile. . .	19,30	80,70	0,00055	30,	22,
Idem militaire.	19,24	80,76	0,00055	30,	24,50
Idem des indigents.	19,50	80,50	0,00022	30,	22,

La température de l'air dans les cabinets des douches
peut varier de 33° à 37°,5 ; elle est très-difficile à supporter,
et le corps ruisselle bientôt de sueur ; l'air a perdu ses proportions normales, il contient plus d'azote et moins d'oxygène, la quantité d'acide sulfhydrique est très-restreinte,
moitié moindre que celle contenue à Luchon dans les mêmes
conditions. Dans la piscine, la température de l'air est de
30°, celle de l'eau 36° ; on éprouve en y entrant une sensation de chaleur et d'oppression à laquelle on se fait peu à
peu. L'air a aussi perdu de l'oxygène pour gagner de
l'azote, l'acide sulfhydrique y existe dans une proportion
insignifiante ; à Luchon l'air des piscines n'a que 26° de température, sa composition chimique est semblable à celle de
Baréges, mais l'acide sulfhydrique est bien plus abondant ;
un homme en une heure, en respire environ 3,62 centimètres cubes ; tandis que, dans les mêmes circonstances, un
homme, à Baréges, n'absorbe que le tiers de cette quantité, soit : 1,20 centimètres cubes d'acide sulfhydrique.

Les eaux de Baréges ont une grande stabilité, leur inaltérabilité au contact de l'air est très-prononcée. M. Filhol pense, qu'avec les eaux de Saint-Sauveur et de Labassère, ce sont les plus stables de la chaîne des Pyrénées.

Le contact de l'air agit plus lentement sur elles, elles ne dégagent pas de l'acide sulfhydrique en grande quantité et ne laissent pas déposer le soufre dans les conduits et les réservoirs, elles ne blanchissent et ne bleuissent pas, elles conservent leur transparence et leur limpidité, etc.

M. Filhol dit textuellement : « Il est impossible de ne « pas reconnaître que les eaux de Baréges sont, à égalité « de température, beaucoup moins altérables que celles de « Luchon et d'Ax. Le sulfure de sodium restant à peu près « inaltéré pendant toute la durée du bain, son action to- « pique doit être bien autrement énergique qu'à Luchon, « Ax, etc. »

Les eaux de Baréges conservent donc le sulfure de sodium, et sous cette forme elles ont une action thérapeutique bien différente de celle des autres eaux sulfureuses; à Luchon, c'est le soufre et l'acide sulfhydrique qui agissent; à Cauterets, ce sont les sulfites : cela suffit pour expliquer les qualités et les vertus particulières de chacune de ces stations thermales.

C'est encore M. Filhol qui a attribué le premier à la présence de la silice la propriété qu'ont certaines eaux sulfureuses de s'altérer promptement au contact de l'air; celles de Baréges, ne contenant ni silice libre, ni silicates acides, doivent leur stabilité à cette circonstance.

Les expériences de M. Filhol prouvent aussi que, mise en bouteilles, l'eau de Baréges subit une altération notable; elle est donc peu apte à être expédiée au loin.

M. J. Lefort (*Annales de la société d'hydrologie*, t. IX, p. 306, 1863) a étudié comparativement l'altération éprouvée par les eaux de Baréges conservées à l'ombre, ou exposées à l'action de la lumière et du soleil. Il résulte de ses expériences que l'action de la lumière vive, prolongée pendant dix ou douze jours, n'a produit qu'une modification insignifiante dans la quantité de sulfure contenue dans ces eaux.

L'inaltérabilité de l'eau de Baréges dans les bains et piscines n'est cependant qu'apparente ; la couleur verdâtre qu'elle prend faisait supposer qu'elle contenait alors un polysulfure.

M. Filhol, dans de nouvelles recherches faites en 1865, et auxquelles j'ai eu l'avantage d'assister, a trouvé que le monosulfure se décomposait en partie et que l'eau de la piscine, par exemple, était composée, pour un litre, de :

		gr.
1° Monosulfure de sodium		0,0067
2° Bisulfure de sodium		0,0077
3° Hyposulfite de soude		0,0170
Total		0,0314

La composition chimique des eaux sulfureuses, au moment où le malade en fait usage, nous est fort mal connue, ajoute M. Filhol, et l'on n'aurait jamais songé à composer un bain de Baréges artificiel, comme il devrait l'être d'après l'analyse ci-dessus.

Il serait utile aussi de connaître l'altération que peut éprouver l'eau sulfureuse après le bain, après qu'elle a produit son effet sur l'organisme, quels sont les matériaux qu'elle a perdus, quelles sont les modifications que l'absorption ou le contact du corps humain lui ont fait éprouver.

Nous pourrons peut-être répondre plus tard à ces desiderata de la science hydrologique.

Nous aurions pu placer ici également un parallèle entre Baréges et les autres stations thermales; mais cette comparaison, très-importante au point de vue général, nous entraînerait au delà de notre but, qui est de donner des notions exactes sur les eaux de Baréges.

De l'emploi des eaux de Baréges, des moyens balnéatoires et de leur graduation.

Les eaux de Baréges s'administrent en bains, en douches, en boisson, en gargarismes, en bains locaux, etc.

Les diverses sources de la station offrent une gamme complète, en partant de la *Chapelle*, la plus faible, pour arriver à l'*Entrée*, la plus forte; mais ce sont les divers degrés d'une action à peu près uniforme. On peut graduer cette action, ou prescrire d'emblée le bain qui convient à la maladie, si l'on a une certaine expérience et l'habitude de manier les eaux; on se guide aussi sur les effets qu'en aura déjà éprouvés le malade. Lorsque l'on a affaire à un sujet nouveau, pour éviter les mécomptes, on fera bien de donner, pour commencer, un bain du *Fond*, ou un *Dassieu*, et d'augmenter progressivement la force des bains, en passant par le *Polard* et finissant par l'*Entrée*. Peu de personnes peuvent supporter ce dernier bain, qui est très-excitant et dangereux pour certaines idiosyncrasies, pour les sujets nerveux, irritables, pour les tempéraments sanguins, disposés aux congestions. L'âge des baigneurs a une grande influence sur le choix du bain: les vieillards devront être traités avec ménagements; les enfants supportent parfaitement les eaux les plus fortes, les femmes nerveuses peuvent éprouver des accidents qu'il faut savoir prévoir et prévenir.

Sans empiéter sur la troisième partie de cet ouvrage, destiné à développer les applications thérapeutiques des eaux de Baréges, on peut dire, en général, que nos sources sont favorables aux tempéraments mous, lymphatiques, aux affections torpides, aux accidents qui dérivent du lymphatisme et du scrofulisme, aux lésions traumatiques survenues sur des sujets sans ressort, sans réaction, chez lesquels les tissus blancs, les ganglions, les articulations sont prompts à s'engorger, lents à se dégorger.

Ainsi, ce qui domine dans l'indication, c'est le tempérament; puis vient la diathèse, puis la nature de la lésion.

Les contre-indications se tirent des mêmes circonstances : les organisations nerveuses, irritables, à propension congestive, doivent être éloignées de Baréges. Les affections inflammatoires, ou les lésions qui ont de la tendance à repasser à l'état aigu, les irritations aiguës ou chroniques des voies digestives, pulmonaires ou encéphaliques doivent être exclues de la thérapeutique de Baréges.

En appliquant la médication thermale, on aura soin de se tenir au-dessous de la dose qui peut être supportée : on n'y arrivera que graduellement.

Le plus grand nombre des baigneurs est envoyé à la *piscine*, qui a une action beaucoup plus puissante qu'aucune des sources séparées, dont elle représente la combinaison et la résultante; en outre le malade est plongé pendant une heure dans une atmosphère particulière; il y boit ordinairement un ou deux verres d'eau, de façon que l'action médicatrice s'exerce à la fois sur la peau, sur le tube intestinal et sur la muqueuse pulmonaire.

Dans la piscine, le malade exécute des mouvements, peut se livrer au massage, aux frictions; il peut s'appliquer une douche locale au moyen du filet vierge; en outre l'eau de la piscine a une température invariable, elle ne se refroidit jamais; c'est un grand avantage sur les autres bains et qui explique les succès qu'on y obtient et la préférence que lui accordent les baigneurs en général.

Quelques personnes ne peuvent la supporter: dans ces cas on peut en mitiger l'action en diminuant la durée du bain et en recommandant l'immersion seulement d'une partie du corps, les membres inférieurs, par exemple. Un linge trempé dans l'eau froide et appliqué sur la tête est quelquefois nécessaire pendant le séjour dans l'eau.

La piscine remplace avantageusement les salles d'inhalation et de humage que l'on a instituées dans certaines stations thermales; c'est aussi une étuve puissante et un bain de vapeur. On voit quelles applications variées et quels effets on peut obtenir de ce mode de balnéation.

En 1858, M. Lacroix, chef du génie à Amélie-les-Bains, fit fonctionner un appareil de son invention destiné à faciliter la respiration des malades complétement immergés dans l'eau des baignoires ou des piscines.

Cet appareil, adopté par les médecins en chef de cet établissement thermal, leur parut devoir rendre de grands services pour aider à guérir certaines affections herpétiques ou autres de la face ou de la tête, qui pourraient être modifiées plus efficacement par l'action prolongée dans l'eau des bains que par des lotions passagères et insignifiantes.

L'appareil Lacroix, ayant été expérimenté officiellement tant à Amélie-les-Bains qu'au Val-de-Grâce, a été approuvé par Son Excellence le ministre de la guerre et expédié dans les principaux hôpitaux thermaux militaires.

A Baréges, par suite de la nature particulière des eaux, les résultats n'ont pas été aussi satisfaisants qu'on aurait pu s'y attendre; on s'est déterminé à en restreindre l'usage. On s'en sert chez les individus près desquels on n'a pas à craindre des phénomènes de congestion ou d'irritation encéphalique, le réveil de névralgies, d'otites, de conjonctivites, et même d'érysipèles, accidents qui accompagnent parfois l'immersion prolongée de la tête dans l'eau des bains ou des piscines de cette station thermale.

Les douches de Baréges, malgré leur installation défectueuse, ont une grande puissance; administrées mal à propos elles sont très-dangereuses, et l'on doit interroger et examiner avec soin les malades avant de les leur prescrire. Les douches se prennent ordinairement tous les deux jours, et ne doivent durer que dix minutes à un quart d'heure au plus. On doit mettre un intervalle aussi grand que possible entre la douche et le bain, pour éviter une trop grande excitation. Il existe aux douches des ajutages destinés à modérer le jet, à le diviser, de façon à impressionner faiblement d'abord les organes auxquels on les applique. La douche à plein jet ne doit jamais être dirigée et surtout maintenue sur les parties importantes ou délicates du corps. Il faut éviter de la faire tomber sur la tête, la face, la nuque, la partie antérieure de la poitrine et les parois abdominales.

En sortant du bain et de la douche, il sera bon de se

coucher et d'entretenir la sudation commencée sous l'influence de l'eau thermale.

On a voulu spécialiser chacune des sources de Baréges, peut-être est-ce possible; nous nous contenterons, dans ces études, de spécialiser la station, ce qui sera déjà un point très-important.

L'efficacité, l'activité et la spécificité d'une source minérale ne sont nullement en rapport avec sa minéralisation, sa température ou sa classification; il y a là quelque chose de particulier, une inconnue qui nous échappe et qu'il n'est pas possible de dégager dans l'état actuel de nos connaissances; nous nous contenterons de la démontrer par l'expérience clinique, par un espèce d'empirisme, en vertu duquel nous employons du reste une foule de médicaments moins complexes que les eaux minérales.

Ce que je viens de dire s'applique à la source Barzun, dont la composition chimique est peu différente de celle des eaux de Baréges et qui cependant a une action totalement opposée. D'après l'analyse de M. Filhol, nous voyons qu'elle est aussi minéralisée que les autres sources de Baréges, que sa sulfuration par rapport à elles est moyenne, que son alcalinité est très-élevée, qu'enfin elle contient beaucoup de barégine et d'azote qui se dégage de l'eau à l'état gazeux et couvre le corps de petites bulles lorsqu'on est dans le bain. Mais ces différences légères de composition suffisent-elles pour expliquer ses propriétés toutes particulières? Evidemment non.

La source Barzun, par sa proximité de Baréges, est un élément très-précieux pour combattre les irritations, les agitations produites par l'usage des bains du grand établissement. On peut aussi y traiter avec avantage une foule de maladies qui pourraient s'aggraver à Baréges et qui trouveront à Barzun un soulagement efficace. Je veux parler des affections nerveuses en général, de certaines névroses splanchniques, des affectations de la peau à l'état aigu, des plaies qui tendent à s'enflammer, enfin des affections chroniques des organes génitaux et urinaires de l'homme et de la femme.

Sous le rapport clinique, comme sous celui de la composition chimique, la source Barzun doit être rapprochée de celle de Saint-Sauveur, avec laquelle elle offre une frappante analogie d'action.

On boit peu à Baréges, à l'encontre des autres stations, où l'on se sature d'eau minérale. L'expérience a appris que trois à quatre verres d'eau minérale par jour étaient la dose ordinaire que l'on devait ingérer; quelques personnes ne peuvent digérer l'eau de la grande buvette; d'autres, par leur âge ou l'état de leurs organes, ne doivent pas en boire; dans ces cas on conseille l'eau de la petite buvette, qui est plus légère que celle du *Tambour;* elle est alimentée par la source Bordeu (*Nouvelle Gency*), dont la température est basse, la minéralisation très-accentuée, surtout en silicates alcalins et en chlorure de sodium.

Il est toujours bon d'ailleurs de faire boire les malades à cette source avant de les envoyer à la grande buvette; de cette façon la tolérance s'établit mieux. Nous spécifierons dans une autre partie les maladies dans lesquelles il est tout à fait inutile de prescrire l'eau en boisson : ce sont en général celles qui n'exigent pas une modification de la constitution, et pour lesquelles on ne demande à la médication thermale qu'une action locale plus ou moins restreinte, plus ou moins énergique.

Une salle de gargarismes est destinée à administrer l'eau minérale sous cette forme, ainsi qu'en injections dans les cavités buccales, auriculaires, nasales, etc.

Les douches ascendantes servent à donner des injections intestinales et vaginales d'une force modérée et à frapper les régions périnéales et anales; on peut en tirer un bon parti dans une foule d'affections qui ne semblent pas au premier abord justiciables des eaux thermales.

On emploie très-souvent à Baréges les bains de bras et de jambes, qui sont portés à domicile; l'eau provient du *Tambour*; on prolonge par ce moyen l'action locale de l'eau minérale dans certaines maladies atoniques qui par leur position permettent de l'employer.

On donne des bains locaux de ce genre aux personnes, par exemple, qui ne peuvent supporter la douche.

On applique parfois des cataplasmes de *barégine* sur certaines ulcères, et l'on obtient ainsi des modifications qu'il avait été impossible de produire avec les agents thérapeutiques ordinaires.

CHAPITRE XII.

Conseils aux baigneurs, règles à suivre et précautions à prendre.

Faut-il se préparer à venir suivre un traitement thermal? Je crois que, médicalement parlant, c'est une bonne chose. Il faut, par de légers purgatifs, débarrasser les voies digestives, combattre les diathèses par des dépuratifs, des rafraîchissants : sucs d'herbes, petit-lait, etc.; prendre des bains sulfureux artificiels, pour s'habituer à l'action du soufre, etc.

Il faut venir à Baréges du 20 juin au 20 septembre.

En arrivant aux eaux, il serait utile de se reposer des fatigues du voyage; mais les baigneurs sont impatients de commencer leur cure, et ils vont, au débotté, goûter l'eau et faire leur première ablution.

Il est très-important aussi de s'adresser d'abord à un des médecins exerçant dans la localité; quel que soit le mérite du médecin qui a conseillé l'usage des eaux, une expérience personnelle est nécessaire pour pouvoir diriger le traitement thermal suivant l'infinie variété des cas, et les médecins ne peuvent connaître les mille détails nécessaires pour éviter les mécomptes et les dangers d'une cure prescrite à distance; à plus forte raison les malades doivent-ils s'abstenir de prendre les eaux, surtout à Baréges, sans consulter un médecin spécial. Le moindre inconvénient d'une semblable conduite, c'est de ne pas arriver au but qu'on se

propose, par l'ignorance des moyens propres à obtenir la
guérison, outre que l'on s'expose à des accidents dont les
conséquences peuvent être funestes. Pour prouver à quel
point les médecins qui exercent loin des stations thermales,
sont peu au courant de l'action des eaux et des ressources
locales, je dirai que le tiers environ des malades civils
ou militaires envoyés chaque année à Baréges, est atteint
d'affections contre lesquelles les eaux ou le climat ne peuvent avoir qu'une action nulle ou nuisible. Cela n'a rien
d'extraordinaire, en l'absence de tout renseignement précis
sur la valeur curative de nos sources et sur les conditions
hygiéniques du pays. Lorsque mes Etudes sur Baréges
seront connues, j'espère que cette excuse n'existera plus
pour les médecins et que j'aurai affranchi certains malades
du désagrément d'un voyage inutile, désagrément qui
va quelquefois jusqu'au désespoir, lorsque cette dernière
ressource sur laquelle ils comptaient vient à leur être
refusée.

Les malades feront bien dès leur première visite de dévoiler à leur médecin toutes les circonstances qui ont accompagné ou précédé leur maladie. Le médecin des eaux, voyant
pour la première fois un malade, a besoin de beaucoup de
renseignements pour ne pas faire fausse route; il n'a que
peu de temps pour étudier son sujet; son diagnostic doit
être rapide et basé sur un examen que le malade doit compléter par tous les commémoratifs de la maladie. Une
note du médecin ordinaire est fort utile pour atteindre ce
but.

Pendant le traitement on doit garder un esprit libre de
peines et de soucis, laisser de côté tout travail sérieux; c'est

là un des avantages du séjour aux eaux d'oublier toute préoccupation d'affaires, de profession. Il faut fréquenter la société, ne pas manger seul et à part, se livrer à des distractions compatibles avec son état. Il n'en est pas de plus agréables que les promenades à pied dans la forêt et les grandes excursions à cheval ou en voiture. Il en est de ravissantes aux environs de Baréges, qui est situé au centre des Pyrénées et des merveilles que la nature y a prodiguées. Les courses classiques de Gavarnie, Saint-Sauveur et l'ascension du pic du Midi, sont chacune facilement exécutables dans la même journée, et il est peu de baigneurs qui négligent de les faire.

Il ne faut faire qu'un exercice proportionné à ses forces.

La transpiration doit être favorisée par tous les moyens possibles : aussi est-il important d'être toujours chaudement vêtu : les habits d'été sont à peu près inutiles à Baréges. A part quelques heures de la journée, en juillet et août, il fait toujours très-frais, et l'on doit surtout se préserver des abaissements de la température qui ont lieu le matin et le soir. Les vêtements de toile pour les hommes et les toilettes légères pour les dames sont dangereux à notre altitude.

L'alimentation doit être réglée suivant l'appétit; elle ne doit être nullement excitante. S'abstenir de viandes faisandées, salaisons, de vin pur, de café, de liqueurs fortes, de boissons glacées, etc.; proscrire les acides et par conséquent les fruits, la salade, les limonades, etc. Les eaux sulfureuses ne sont assimilables qu'à l'aide des sucs alcalins de l'estomac, qu'il importe de ne pas neutraliser par les acides. C'est pour cela que dans les stations où l'eau est peu alcaline, on donne, comme adjuvant, le carbonate de soude. Les dames suspendent la cure à certaines époques et s'abstiennent dans l'état de grossesse.

Éviter toutes les causes physiques et morales d'excitation, comme tout ce qui pourrait affaiblir l'économie; l'abus des plaisirs même les plus légitimes est très-nuisible. Ici, comme partout, modération en tout. Pas de colères, de discussions, de jeux effrénés. C'est presque la sagesse que je conseille; c'est du moins une réforme dans les habitudes, et une trêve dans les passions. Rien de plus facile, quand on change de milieu hygiénique et social, que de combattre les mauvais penchants, et l'on verra combien la santé bénéficiera de cette nouvelle manière de vivre, car une foule de maladies chroniques sont justement la conséquence des déréglements moraux et du mépris invétéré des lois de l'hygiène.

Les bains pris le matin ou le soir sont ordinairement préférés; en effet, il est assez important de pouvoir se coucher en sortant du bain; les personnes qui sont agitées par l'usage des eaux doivent se baigner le matin, de cette façon elles évitent les insomnies pénibles. Lorsqu'on a une douche à prendre, il vaut mieux mettre plusieurs heures entre elle et le bain; si ces deux modes balnéatoires étaient trop rapprochés, on arriverait à une saturation trop rapide qui forcerait à suspendre le traitement. Il est dangereux de dormir dans le bain.

Chez les personnes très-impressionnables, on donne le bain un jour et la douche le lendemain. Le plus grand nombre prennent un bain tous les jours et une douche tous les deux jours. Il faut suspendre le traitement thermal au bout de quinze à vingt jours et laisser au malade un repos complet de trois à cinq jours; puis on reprend la cure et l'on arrive bien plus facilement au but, sans à-coup et sans entraves; tandis que, si l'on n'interrompt pas la cure, on peut propager des accidents qui obligent à une interruption beaucoup plus longue. Jamais il ne faut forcer les doses, et l'on ne doit, en aucun cas, prendre plus d'un bain par jour.

Ne pas interrompre intempestivement la cure, ce qui peut la rendre incomplète ou infructueuse.

Les repas doivent être réglés de façon à mettre trois heures entre le moment où l'on a fini de manger et celui où l'on prend le bain ou la douche.

Il n'y a pas d'inconvénient à prendre quelque chose de léger pendant le bain; mais généralement il est préférable de boire un ou deux des verres d'eau prescrits, les autres étant espacés dans le reste de la journée. Il ne faut pas se mettre à table en sortant du bain ou de la douche, et si l'on ne se couche pas, ce qui serait préférable, il faut au moins se reposer quelques instants : une demi-heure est nécessaire pour cela.

La durée et la température du bain sont déterminées par le médecin, suivant la maladie ou le malade. Les bains tempérés peuvent être prolongés, mais les bains très-chauds, celui de l'*Entrée*, par exemple, doivent être courts. Un thermomètre est nécessaire pour déterminer la température de l'eau, la sensation éprouvée trompe souvent.

Un bain à 26° paraît froid, tandis que l'air à 26° paraît chaud, *par habitude*; les mains et la face ne donnent pas les mêmes sensations que la surface du corps, qui, enveloppée de vêtements, ne subit jamais le contact d'un air au-dessous de 30 à 32°.

La boisson est aussi indiquée par le médecin ; il est d'usage à Baréges de boire trois à quatre verres d'eau minérale par jour ; en dépassant cette dose, comme le font certains malades, on risque de provoquer un dérangement des fonctions digestives et par cela même de troubler ou d'interrompre la cure thermale.

Il ne faut jamais plonger la tête dans le bain, à moins d'indication formelle ; on peut s'exposer à contracter des rhumes, des fluxions, des otites, des maux de dents, des migraines. Dans les cas où l'on est obligé de faire usage de l'appareil Lacroix, on devra l'employer progressivement en restant immergé d'abord quelques minutes, puis un quart d'heure ou vingt minutes au plus. Les personnes qui ne pourraient supporter cette immersion sans incommodité, devront se contenter de lotions, injections, etc.

Respirer largement dans le bain ou la piscine pour absorber le plus possible d'air et de vapeurs.

La douche ne doit pas durer plus d'un quart d'heure ; il faut la surveiller bien plus que le bain, elle est beaucoup plus active.

Il faut en éloigner tous les baigneurs qui, par leur âge avancé, leurs prédispositions morbides ou des lésions organiques, peuvent faire craindre quelque accident.

Les cavités splanchniques, c'est-à-dire la tête, la poitrine ou l'abdomen, ne doivent jamais être exposées au choc direct de la douche. Des accidents graves et même la mort peuvent être la conséquence d'imprudences de cette nature. Ne jamais laisser plusieurs minutes le jet de la douche tomber sur un point fixe ; la promener le long des membres, autour des articulations, ou sur la colonne vertébrale : sans

cela on s'expose à des inflammations locales, des érysipèles, etc.

Toutes les maladies n'exigent pas la boisson minérale; on
doit surtout s'abstenir d'exagération et ne pas dépasser les
prescriptions et les doses conseillées par le médecin. Beaucoup obéissent à une propension contraire qui les entraîne
dans des pratiques outrées dont ils sont les victimes.

Les verres d'eau minérale doivent être pris à la source
même et non portés à domicile : quelles que soient les précautions employées, l'eau perd dans ce trajet une partie de
ses principes volatils; elle se refroidit, ce qui la rend désagréable, indigeste, et lui fait perdre ses qualités curatives.

On doit boire une heure avant les repas ou trois heures
après. Il faut faire un léger exercice, une petite promenade,
après avoir bu. On ne coupe pas l'eau de Baréges; le lait
est le meilleur liquide que l'on puisse y mêler, si l'on ne
peut la supporter pure.

Il est nécessaire de prendre des précautions en sortant
du bain ou de la douche; lorsque le temps est humide et
frais, on se fait ramener chez soi en chaise à porteurs. Ceux
qui n'usent pas de ce moyen, doivent s'envelopper hermétiquement pour ne pas se refroidir, arrêter la transpiration
et perdre l'effet du bain.

Le temps d'une cure à Baréges est plus long que ne se
l'imaginent la plupart des baigneurs.

Il est de règle, dans une foule de stations thermales, d'y
séjourner seulement de quinze à vingt jours.

Dans la grande majorité des cas cette période ne permettrait pas, à Baréges, d'obtenir des résultats satisfaisants.

Il est souvent nécessaire de composer avec l'impatience des malades, avec leur désir de rentrer chez eux, où des intérêts majeurs les appellent quelquefois; ou bien leur bourse ne leur permet pas de prolonger trop leur séjour; à tous ces motifs il peut s'en joindre d'autres que je ne veux pas développer. Pour la plupart des maladies compliquées, invétérées, qui viennent demander leur guérison à Baréges, il faut au moins quarante jours, pendant lesquels on peut prendre trente-cinq bains et vingt douches.

Voilà la cure ordinaire, moyenne; c'est celle qui est accordée aux militaires, et elle ne suffit pas toujours; bien souvent on est obligé de demander, pour quelques-uns d'entre eux, le bénéfice d'une deuxième saison, ce qui permet de porter le nombre des bains à 70 et des douches à 40 et même 50.

Il faut donc que les malades civils se fassent à cette idée qu'on ne peut obtenir d'effets sérieux et de modifications heureuses dans un état grave qu'à la condition d'insister sur le traitement thermal.

Les impatients n'ont rien à gagner; ils doivent réfléchir que la dépense est moins forte en prolongeant son séjour, qu'en revenant plusieurs années de suite prendre un nombre insignifiant de bains sans en retirer de bénéfice curatif.

A des maladies longues, il faut un traitement prolongé, afin d'agir profondément sur l'organisme et sur les altérations locales.

CHAPITRE XIII.

Ressources locales.

Depuis Montaigne, on a souvent répété que les promenades et les distractions étaient un adjuvant nécessaire du traitement thermal ; mais ceux qui ont voulu en faire la cause principale des résultats obtenus n'ont pas réfléchi que si les distractions ne sont pas inutiles, elles ne sont pas indispensables, et que ce qui produit surtout une perturbation avantageuse dans le déplacement occasionné pour suivre une cure minérale, c'est le changement des habitudes souvent vicieuses et l'influence du milieu hygiénique nouveau dans lequel les malades sont transportés.

A ce compte, on peut dire que Baréges, par son altitude et son climat, doit produire une modification prononcée sur les organismes déviés, et cette influence se combine de la façon la plus heureuse avec l'action des eaux, pour en corroborer et en doubler les effets salutaires.

Nous devons nous occuper des ressources locales, parce que ces détails sont liés à l'hygiène des baigneurs ; nous le ferons très-sommairement. Baréges n'existe que pendant quatre mois ; c'est une espèce de campement, où l'on apporte tout ce qui est nécessaire pour recevoir les étrangers pendant la belle saison. Cependant on a exagéré l'état précaire des moyens d'existence matérielle ; ils sont aussi complets qu'ailleurs. Les plaisirs seuls y sont rares ou différents de ceux qui constituent ce qu'on appelle la vie des eaux.

Nous avons démontré qu'il existe des localités plus élevées que Baréges dont l'habitation est permanente ; si quelques habitants abandonnent le pays pendant l'hiver, c'est qu'ils ont d'autres demeures et d'autres intérêts dans les basses vallées : d'ailleurs il reste à Baréges, pendant dans la mauvaise saison, un certain nombre de personnes qui n'y meurent ni de faim ni de froid.

En été, le climat de Baréges est délicieux, c'est le printemps de la plaine. Tandis que dans tout le Midi on est brûlé par le soleil, accablé par la chaleur, aveuglé par la poussière, macéré par la sueur, desséché par la soif, tourmenté par les insomnies, sans force, sans appétit, dévoré par les insectes ailés et *aptères* ; tandis qu'on subit ce supplice affreux et que l'on boit tiède, à Baréges on respire un air pur et frais, on boit de l'eau frappée naturellement, on a bon appétit, bon sommeil, on jouit du paradis, tandis qu'en bas, c'est l'enfer.

Pour les habitants des climats froids ces avantages sont moins précieux ; mais pour les populations méridionales, ce séjour est délicieux et les affranchit des moments les plus pénibles de l'année, des grandes et énervantes chaleurs de l'été.

Il n'y avait autrefois à Baréges que 40 à 50 maisons ; il y en a actuellement 93 qui sont bâties et 25 construites en planches ; total 118, sur lesquelles 30 ont une belle apparence, des intentions architecturales et des ornements en marbre du pays.

Il existe plusieurs bons hôtels, des maisons particulières

qui offrent une hospitalité sans luxe, mais où règnent la propreté et le bon marché ; les familles y trouvent tout ce qui est nécessaire pour installer leur ménage et faire leur cuisine ; on leur fournit les ustensiles indispensables, le linge de lit, de table et de bain.

On trouve à Baréges de la viande excellente, surtout du mouton, du pain de bonne qualité, des restaurants pour toutes les bourses; le vin laisse à désirer; il est prudent et salutaire d'apporter sa provision, d'autant plus que l'eau, délicieuse, mais froide, ne peut être bue pure sans danger et a besoin d'un correctif salubre. On trouve de la volaille, des œufs, du beurre, du lait, de la crème ; les fruits et les légumes frais sont les seules choses rares et chères ; les épiciers sont bien approvisionnés.

Le service est fait dans les hôtels et les maisons meublées par des filles dont l'amabilité et l'empressement sont calqués sur la générosité des baigneurs et la valeur des étrennes.

Il y a plusieurs cafés et trop de cabarets.

Il existe un cercle pour MM. les officiers, auquel les baigneurs civils sont admis; deux libraires, des coiffeurs, bottiers, tailleurs, etc., exercent leur industrie pendant la saison.

L'hospice civil reçoit des pensionnaires, principalement des ecclésiastiques.

Le mouvement général des malades est considérable à Baréges.

En 1824, au moment de la guerre d'Espagne, on traita environ 700 militaires. En 1830, il n'en vint que 300 ; depuis il y en eut un nombre moyen de 400 à 450, divisés en deux séries, restant deux mois chacune ; en 1852, il en vint 493, et ce nombre est allé toujours en augmentant, surtout depuis la division de la saison en 3 séries, séjournant 40 jours chacune, disposition qui date de 1864.

Ainsi l'on a traité à l'hôpital militaire :

En 1863 : 555 malades en deux séries, 277 par saison.
En 1864 : 725 malades en trois séries, 242 *idem*.
En 1865 : 779 *idem*, *idem*, 259 *idem*.
En 1866 : 821 *idem*, *idem*, 273 *idem*.

Comme nous l'avons établi ailleurs, on pourrait aller jusqu'à 319 par saison, c'est-à-dire 957 malades par période thermale de 4 mois ; mais, afin de laisser plus de latitude pour les bains, il faudrait n'envoyer que 300 militaires de tous grades, 900 tous les ans. Du reste les besoins de l'armée ne vont pas au delà, et ce chiffre n'a pas été encore atteint, même en temps de guerre.

Voici le chiffre des entrées à l'hôpital militaire de Baréges pendant et après les dernières campagnes d'Orient et d'Italie.

En 1854 : 396 malades.   En 1859 : 383 malades.
En 1855 : 450 *idem*.   En 1860 : 477 *idem*.
En 1856 : 448 *idem*.   En 1861 : 467 *idem*.

D'après les rapports officiels publiés par l'Académie de médecine, le nombre des baigneurs civils traités à Baréges et l'argent laissé dans le pays peuvent se résumer ainsi :

	Malades payants.	Pauvres.	Recettes des thermes.	Argent laissé dans le pays.
En 1854. . . .	1,494	531	31,925 f. 40 c.	436,520 f.
En 1863. . . .	3,154	725	38,748 20	600,000
En 1864. . . .	3,688	677	36,874 00	900,000
En 1865. . . .	2,716	518	42,000 00	600,000

Si l'on ajoute environ 2,000 personnes qui viennent accompagner les malades, on aura un total de près de 6,000 étrangers fréquentant Baréges; il faut y joindre un millier de militaires qui, par suite de leurs dépenses personnelles ou de celles occasionnées sur place par leur séjour à l'hôpital, apportent 50 ou 60 mille francs de plus à la recette annuelle ; voilà donc près d'un million laissé dans une vallée qui n'a que l'apparence de la pauvreté et dont l'aisance réelle est à envier par des contrées qui semblent plus favorisées par la fortune.

L'établissement de Saint-Sauveur appartenant également à la vallée, la recette totale est de 1,500,000 fr.; la population du canton étant de 5 à 6 mille âmes, c'est une moyenne de 250 à 300 francs par tête qui revient à chaque famille.

Tous les habitants ont une profession, ordinaire ou accidentelle, qui les met à même de profiter de la présence des étrangers; les uns sont baigneurs, porteurs; les autres guides, loueurs de chevaux, de voitures ; aubergistes, propriétaires de maisons, domestiques, etc., etc. Ils sont fins, adroits, industrieux, et exploitent tous les moyens possibles pour arracher de l'argent aux étrangers.

Cependant ils n'ont pas l'esprit aventureux et entreprenant et ne savent pas instituer les agréments et le confortable qui demanderaient une mise de fonds pouvant rapporter plus tard des bénéfices.

Aussi le pays est triste, mal tenu; il n'a été fait aucun sacrifice pour le plaisir des yeux.

Il est vrai qu'on ne vient pas à Baréges pour s'amuser ; on n'y rencontre que des baigneurs sérieux, demandant du calme, du repos, et heureux d'oublier les soucis et les exigences de la vie sociale, pour se consacrer entièrement à la guérison de leurs maladies.

Ici l'on hume à pleins poumons l'air vierge des montagnes, un *air qui n'a jamais servi*, et l'on songe avec effroi à cette atmosphère des villes viciée par mille immondices aériennes ; l'on a pour rajeunir et raviver ses sensations émoussées les grands spectacles de la nature, ce qui vaut bien cinq actes de drame ou de féerie à subir dans une salle enfumée et puante, dans les théâtres des villes, où l'on absorbe une atmosphère et une littérature également frelatées. On ne va pas à la campagne pour trouver les plaisirs de la cité et l'on ne quitte pas les concerts du Conservatoire pour entendre un orchestre de baladins.

Rousseau a dit : *Qu'une agitation violente, une maladie de vapeurs, ne peuvent résister au séjour prolongé dans les montagnes.* Il est certain que l'éloignement momentané des grandes passions qui tourmentent l'esprit et le cœur, les excursions, le plaisir d'observer une nature nouvelle et inconnue sont bien plus propres à seconder l'efficacité des bains que les bals, les concerts, la toilette et le jeu, et les émotions plus ou mois malsaines qui accompagnent ces plaisirs.

CHAPITRE XIV.

Améliorations à introduire.

Les améliorations qu'on pourrait réaliser à Baréges se rapportent à la localité et aux agréments dont on peut l'entourer ; aux établissements thermaux et hospitaliers, qui pourraient subir quelques modifications utiles ; aux eaux, dont l'administration pourrait être plus prolongée.

Nous allons indiquer rapidement comment nous comprenons ces diverses améliorations, dont quelques-unes sont accessoires et d'autres indispensables. Baréges vient d'entrer dans une ère nouvelle ; il a dépouillé son enveloppe sordide pour parer l'efficacité incontestable de ses eaux d'une installation plus engageante. Lorsque le chemin de fer sera terminé jusqu'à Pierrefitte, une affluence plus grande de baigneurs viendra solliciter le bénéfice de ces thermes renommés, il est donc urgent de poursuivre la voie des embellissements dans laquelle la vallée vient d'entrer. A Baréges, on a longtemps pensé et l'on pense encore que les eaux ont une notoriété assez grande pour se passer de tout agrément. On a toujours négligé les réclames ; mais cependant, en face des sacrifices considérables que font les autres stations pour attirer les baigneurs, on est bien obligé de se parer un peu si l'on ne veut pas être dédaigné et si l'on veut combattre les préjugés et les préventions qui existent contre Baréges. Un haut personnage, qui s'intéresse à Baréges, a bien voulu entreprendre à ses frais quelques-uns de ces embellissements ; c'est un bienfait, ajouté à tant d'autres, dont le pays doit se montrer reconnaissant. C'est un exemple qui, sous l'administration intelligente de M. le docteur Troy, doit porter ses fruits.

Ainsi on devra cacher les rochers qui donnent aux abords de la ville un aspect de désolation, en plantant et gazonnant la promenade qui part du bas de Baréges et va rejoindre l'extrémité de la promenade horizontale ; au bout de celle-ci, et sur la plate-forme d'en bas, des kiosques rustiqués permettront aux malades de se reposer à l'ombre, de lire et de travailler, en jouissant d'un magnifique panorama.

Les ravages du Rioulet étant conjurés, on pourra étendre les plantations, qui masqueront les ruines dont il a couvert le pays.

Les versants des plateaux seront complantés, afin de récréer la vue et de protéger les terres contre les infiltrations et les éboulements qui les minent et les détruisent peu à peu.

Dès que les travaux entrepris sur les ravins de Midau permettront de ne plus craindre les avalanches, on pourra bâtir de belles maisons dans tous les endroits menacés actuellement, où s'élèvent de modestes baraques.

Une place sera construite en avant des piscines et de l'hôpital militaire ; une église sera construite sur cette place, qui prendra le nom de place des Avalanches, pour perpétuer le souvenir des dangers et des malheurs passés. Des boutiques élégantes seront dressées sur cette place, et les marchands y vendront pendant la saison des eaux le produit des industries particulières au pays.

Les améliorations que comportent l'hôpital et le service militaire des eaux seront traitées ailleurs et sous une autre forme.

Je ne m'occuperai pas de l'hospice civil, qui est sous une autre juridiction. Quant à l'établissement thermal, je me contenterai d'appeler l'attention des propriétaires et des ingénieurs sur les douches, qui ont besoin d'être perfectionnées dans leur installation, et sur l'extension possible de ce genre de balnéation, qui est tout à fait insuffisant et primitif à Baréges.

Des bains d'eau douce seraient également une création très-utile ; il en faudrait à l'établissement et dans chacun des hôpitaux.

Nous avons vu que le climat de Baréges est froid et variable, surtout en juin et septembre ; l'été n'y dure réellement que deux mois, juillet et août. Ce climat, qui est tonique et fortifiant, convient dans plusieurs maladies graves qui sont le triomphe de Baréges ; mais pour beaucoup d'autres, il est défavorable et s'oppose aux bons effets du traitement; enfin bien des malades atteints d'affections diverses ne peuvent être dirigés sur cette station, ou sont obligés de la quitter.

On a pensé que l'on pourrait, avec avantage, conduire les sources de Baréges à Luz. Cette translation des eaux est-elle possible ? Je le pense et je crois que, dans de bonnes conditions d'aménagement des conduits, les eaux ne perdraient dans le trajet que très-peu de leurs qualités et de leur température. M. Filhol, que j'ai interrogé à ce sujet, est du même avis que moi. Sans détruire les établissements actuels de Baréges, voici comme on pourrait exécuter ce projet et concilier tous les intérêts en présence.

Les monuments édifiés seraient conservés pour la saison d'été, et l'on pourrait instituer deux saisons de printemps et d'automne, qui auraient lieu à Luz, où l'on construirait des thermes et des hôpitaux analogues à ceux de Baréges, mais en corrigeant tous les défauts des premiers et dans des conditions bien préférables d'espace, de site et de climat. Pour ne rien livrer au hasard, il serait prudent de faire préalablement une expérience de translation partielle. Ainsi l'on établirait un conduit qui prendrait l'eau du *Tambour* ou de l'*Entrée*, par exemple, et la descendrait à Luz. Là deux baignoires provisoires et une douche seraient établies. On administrerait cette eau, pendant un an ou deux, en avril et mai, octobre et novembre, à deux séries de malades militaires logés en ville. Un médecin militaire serait chargé de suivre les expériences cliniques et de faire des analyses chimiques fréquentes; il dresserait du tout un rapport sur lequel on pourrait apprécier les altérations subies par les eaux et les effets thérapeutiques qu'on en peut attendre.

Cette expérience serait décisive; elle serait exécutée à peu de frais, et on ne devrait pas hésiter à la faire en vue du résultat à espérer. En conduisant, pendant l'hiver, à Luz, les eaux de Saint-Sauveur et les sources ferrugineuses du voisinage, on pourrait instituer un établissement sans rival par ses ressources variées et sa situation admirable.

La source Barzun pourrait être également conduite à Luz.

En attendant, il serait bien important que cette dernière source pût être rapprochée de Baréges. Son plus grand inconvénient, en effet, est d'être à une distance de 500 mètres, qu'il faut parcourir par une belle route, il est vrai, mais avec une pente de 15 pour 100. Ce trajet est une promenade pour les personnes valides; mais pour les malades et les infirmes, il devient presque impossible. Cependant les bains Barzun sont d'une incontestable utilité; ils servent à corriger et à combattre très-efficacement les accidents produits par les eaux énergiques de Baréges et sont applicables à une foule de cas pathologiques et de sujets qui ne peuvent aborder ou supporter l'usage de nos thermes.

Il faudrait donc transporter la source Barzun à Baréges. Cette idée, que j'ai soumise aux propriétaires, me paraît facile à réaliser. Il suffirait de se servir de la force du Bastan pour refouler dans un réservoir l'eau minérale et la faire monter à Baréges, où on l'administrerait dans un établissement particulier, installé à l'entrée du village, dans une des maisons de M. Barzun. L'eau ne perdrait rien de sa composition, et sa thermalité serait-elle diminuée d'un ou deux degrés que cet inconvénient serait peu grave, puisqu'on la ferait chauffer à Baréges comme on la fait chauffer en bas.

Si ce projet était différé, on devrait établir un service d'omnibus, qui permettrait le transport commode des malades de Baréges à Barzun, et réciproquement.

L'administration militaire devrait obtenir des propriétaires de cette source une concession d'eau qui serait fort utile pour nos malades, d'autant plus que les bains de baignoire dont nous pouvons disposer pour eux sont peu nombreux et se donnent à des heures indues.

Grâce à l'obligeance de M. Barzun et de ses héritiers, nous avons fait jouir quelques militaires de la faveur d'aller se baigner à leur établissement, et nous avons observé des résultats très-avantageux, qui seront relatés plus loin.

Je me suis appliqué, dans cette première partie des mes études sur Baréges, à bien faire connaître le climat et les eaux de cette localité, sur laquelle on n'avait que des renseignements incomplets ou erronés.

Trois faits principaux se dégagent de ces investigations nouvelles et viennent justifier l'efficacité de cette station; ce sont : 1° le climat exceptionnel, tonique et vivifiant; 2° la stabilité des eaux; 3° leur mode d'emploi; c'en est assez pour expliquer leur renommée, dont la cause n'avait pas été jusqu'ici mise assez en évidence.

Cette première contribution contient donc des données précieuses, destinées à fixer les médecins et les malades sur les conditions topographiques, hygiéniques et hydrologiques de notre station.

Dans la deuxième partie, j'entrerai plus avant dans mon sujet, en développant les effets produits sur l'organisme humain, sain ou malade, par les eaux et le climat de Baréges.

Enfin, dans la troisième partie, j'aborderai les questions de thérapeutique thermale et je passerai en revue les affections graves et variées qui viennent nous demander leur guérison.

Nous faisons suivre cette première partie de divers documents utiles à consulter pour les baigneurs civils et militaires.

APPENDICE.

CONVENTION du 31 août 1845, passée entre la vallée de Baréges
et le département de la guerre.

Présents MM. Theil, Chatan, Lafont, Peyrontou, Midan, Magesté,
Cazenave, Courtade, Vergès, Bellou, Périssère, Manautet, Gradet, Des-
trade, Fourcade, Abadie Gay, Marque, Couricannes et Vergès président
signés au registre.

En commission syndicale, représentant les communes de la vallée de
Baréges, réunie au lieu ordinaire de ses séances pour délibérer sur le contrat projeté entre elle et l'administration du département de la guerre,
au sujet de l'échange du pavillon militaire appartenant audit département de la guerre, contre l'hôtel Vergez appartenant aux communes
de ladite vallée, cet immeuble situé à Baréges.

Après avoir examiné soit les différents projets présentés en plusieurs
circonstances par l'administration du département de la guerre, soit les
délibérations prises à cet égard par les administrateurs des communes
de ladite vallée ;

Considérant qu'il importe de mettre un terme à ce projet, la commission syndicale, après avoir mûrement examiné le tout et en avoir délibéré, arrête comme suit les bases du contrat projeté.

Art. 1er. Le syndicat de la vallée de Baréges reconnaît à l'administration de la guerre la jouissance exclusive et à perpétuité de la piscine militaire, dans les conditions de son existence actuelle, qui se composent de l'alimentation de cette piscine par la moitié de toute la vidange
et du trop-plein des baignoires, de la buvette et des douches, et par le
produit direct d'un filet d'eau vierge désigné sous le nom de Petite
douche de la piscine militaire, qui est dérivé de la source du Tambour,
la plus élevée de toutes en température et en sulfuration.

Il est d'ailleurs convenu que les autres conditions relatives à la forme, aux dimensions et à la température du filet d'eau vierge, seront vérifiées contradictoirement et dûment constatées avant tout changement, toute démolition des deux pavillons, et avant aussi la sanction de l'acte.

Art. 2. Le syndicat s'engage à faire dans la piscine militaire les réparations nécessaires et les améliorations convenables, lors de la reconstruction. Il est expressément convenu que la nouvelle piscine militaire, qui doit remplacer celle qui existe aujourd'hui, aura la même profondeur, la même capacité et sera alimentée avec les mêmes eaux que celle-ci et que, pour la forme qu'elle devra recevoir, le syndicat devra se conformer aux indications données par l'administration de la guerre.

Quant aux réparations ordinaires d'entretien, elles seront signalées par le sous-intendant militaire ou par l'officier du génie, et la vallée sera obligée de les faire exécuter immédiatement.

Art. 3. Le syndicat s'engage également, lors des travaux qu'on doit entreprendre pour rechercher les sources et reconstruire l'établissement thermal, à prendre toutes les précautions possibles pour conserver au ministère de la guerre, sans en amoindrir le volume ni les degrés de chaleur et de principes sulfureux, le filet d'eau vierge, dit petite douche de la piscine militaire.

Dans le cas où les travaux qui seront entrepris amèneraient la nécessité de couper ou déplacer momentanément ce filet, le syndicat s'engage, au nom des communes, à le restituer dans ses conditions d'existence actuelle, c'est-à-dire prélevé sur la source du Tambour dont il dérive ; et si malheureusement cette source venait à disparaître, le syndicat s'engage alors à remplacer ce filet par un autre égal en volume provenant de la source la plus élevée en température et en principes sulfureux, après le Tambour, et dont les communes se trouveraient en possession. Toutefois la réserve suivante est établie : Dans aucun cas et pour aucun motif, il ne pourra rien être changé aux conditions actuelles d'existence de la grande douche du Tambour, surtout en ce qui concerne son débit. Si, à la suite des travaux, le volume du Tambour était amoindri de manière que le filet d'eau vierge ne pût en être distrait sans diminuer le volume actuel de la grande douche, le prélèvement dudit filet sur le Tambour ne pourra se faire ; mais alors, le syndicat s'engage à remplacer ce filet par un autre égal en volume provenant de la source la plus élevée en température et en principes sulfureux, après le Tambour, et dont les communes se trouveraient en possession.

Il est d'ailleurs expressément entendu que, dans aucun cas, même celui où le Tambour et les autres sources viendraient à produire davantage, ledit filet d'eau vierge de la piscine militaire ne pourra être augmenté et non plus diminué.

A ces fins, immédiatement après l'exécution entière des travaux d'aménagement des sources minérales et postérieurement lors de l'achèvement complet des thermes projetés, il sera procédé à une vérification contradictoire des lieux et de toutes conditions d'existence de toutes les sources minérales, c'est-à-dire de la position, du niveau, de la température, de la sulfuration et du débit de chaque source.

Art. 4. Le droit de participation du département de la guerre aux sources thermales de l'établissement de Baréges se compose, indépendamment de la jouissance exclusive de la piscine militaire et du filet d'eau vierge qui l'alimente :

1° Du tiers des douches présentes et à venir, soit une occupation de huit heures sur vingt-quatre, savoir : de midi à quatre heures du soir et de minuit à quatre heures du matin.

2° De la jouissance de deux heures sur vingt-quatre, soit de trois à cinq heures du matin des seize bains existants, comme de ceux que pourrait produire un meilleur aménagement des eaux ou des captations de nouvelles sources.

Il est expressément entendu que cette dernière condition ne s'applique point aux deux piscines civiles actuellement existantes.

Art. 5. Seront admis à faire usage des eaux gratuitement pendant les heures affectées aux militaires, les officiers jusqu'au grade de capitaine inclusivement, les sous-officiers et soldats en activité, en réforme ou en retraite pour infirmités ou blessures, non hospitalisés, et qui seraient porteurs d'ordre du ministère ou de congés de convalescence leur prescrivant l'usage des eaux de Baréges, à l'exclusion de tout baigneur civil.

Les infractions au présent article, signalées par le fermier de l'établissement, seront scrupuleusement réprimées par l'administration de la guerre.

Art. 6. Il sera remis au département de la guerre une copie, certifiée conforme par le ministre chargé de l'administration des eaux thermales, du plan des ouvrages souterrains et autres relatifs à la conservation, à la conduite, à la distribution des eaux thermales dans le réservoir, les baignoires et les piscines militaires et civiles dans l'état actuel des choses, et ultérieurement dans celui qui résultera des travaux qui auront été exécutés.

Art. 7. La nouvelle chapelle élevée sur l'emplacement des bains sera démolie en même temps que les bains actuels. M. le ministre de la guerre consent dès à présent à laisser exécuter pleinement et librement, sous les constructions qui appartiendraient à son département et notamment sous l'hôtel Vergez, tout travail souterrain, galerie, canal, ou autres destinés à l'aménagement, à la recherche et à l'administration des eaux minérales et qui ne serait pas de nature à interrompre la jouissance, ni à compromettre la solidité et la conservation desdites constructions; il est d'ailleurs entendu que les travaux ne pourront être entrepris qu'après avoir prévenu le chef du génie au moins quinze jours à l'avance, et lui avoir fait connaître en quoi ils doivent consister; il est encore entendu qu'en cas de dégradation à ces constructions, résultant desdits travaux souterrains, la commission syndicale s'engage à faire rétablir l'état primitif des lieux à la satisfaction du chef du génie, et dans le délai qui lui en sera fixé et ce, à la première réquisition de l'autorité militaire, ou à le voir faire d'office par cette autorité, si elle le juge convenable, le tout dans l'un et l'autre cas à ses frais.

Art. 8. Au moyen des dispositions qui précèdent et qui sont réciproquement consenties par le département de la guerre et le syndicat des communes, propriétaire de la vallée, sous l'approbation du ministre de l'agriculture et du commerce, chargé de l'administration et des eaux thermales, des mesures seront prises immédiatement pour que l'échange desdits pavillons des officiers contre l'hôtel Vergez, soit consommé le plus promptement possible par les soins du ministre des finances, conformément à l'ordonnace royale du 12 décembre 1829.

Art. 9. La présente transaction servira à l'avenir de base pour régler, pendant les heures affectées aux militaires et en ce qui concerne la jouissance de la piscine, les rapports qui doivent exister entre le département de la guerre et les communes; une instruction sera rédigée par une commission mixte composée du sous-intendant militaire, du syndic des communes, du médecin des eaux, d'un officier de santé militaire, de l'officier du génie, de l'architecte de l'établissement, sous la présidence de M. le sous-préfet d'Argelès, à l'effet de prévenir les difficultés qui pourraient naître dans l'exécution du service entre le médecin des eaux et les officiers de santé en chef de l'hôpital militaire, comme entre l'officier comptable de cet établissement et les fermiers des eaux;

La commission syndicale, en signant la délibération, prie M. le ministre de la guerre de vouloir d'abord examiner tous les sacrifices que la vallée de Baréges a faits jusqu'ici, et le vif désir qu'elle a toujours eu de lui être agréable : aussi ose-t-elle espérer que le département de la guerre viendra à son secours dans la reconstruction du nouvel établissement dudit Baréges. Elle le prie aussi de vouloir ordonner le casernement des soldats hospitalisés, parce que, sans nul doute, la présence sur la rue et devant l'établissement thermal des militaires malades, avec leurs costumes d'hôpital, ne convient pas à la plus grande majorité des étrangers baigneurs, qui est la principale ressource pour Baréges et qui doit faire la prospérité de ce lieu thermal.

Enfin, elle demande encore que la jouissance de deux heures pour les militaires dans les cabinets de l'établissement soit fixée de 2 à 4 heures du matin, pour que l'heure de 4 à 5, dont ils jouissent, reste vacante, afin que les réservoirs puissent se remplir dans l'intérêt du service de l'établissement.

Comme ces demandes sont en vue de la prospérité de ce lieu thermal, la commission syndicale espère qu'elles seront favorablement accueillies.

Ainsi délibéré à Luz, le 31 août 1845.

DÉCRET IMPÉRIAL du 28 janvier 1860, sur l'organisation de l'inspection médicale et la surveillance des sources et établissements d'eaux minérales naturelles.

TITRE PREMIER.

Dispositions concernant l'inspection médicale et la surveillance des sources et des établissements d'eaux minérales naturelles.

ARTICLE 1er. Un médecin inspecteur est attaché à toute localité comprenant un ou plusieurs établissements d'eaux minérales naturelles dont l'exploitation est reconnue comme devant donner lieu à une surveillance spéciale, sous la réserve mentionnée en l'article 5 ci-après.

Une même inspection peut comprendre plusieurs localités dans sa circonscription, lorsque le service le comporte.

Art. 2. Dans le cas où les nécessités du service l'exigent, un ou plusieurs médecins peuvent être adjoints au médecin inspecteur, sous le titre d'inspecteurs adjoints, à l'effet de remplacer le titulaire en cas d'absence, de maladie ou de tout autre empêchement.

Art. 3. Le ministre de l'agriculture, du commerce et des travaux publics nomme et révoque les médecins inspecteurs et les médecins inspecteurs adjoints.

Art. 4. Les inspections médicales sont divisées en trois classes, suivant le revenu de l'ensemble des établissements qui sont compris dans la localité ou la circonscription. La première classe se compose des inspections où l'ensemble des établissements donne un revenu de 10,000 francs ; la seconde, des inspections où ce revenu est de 5,000 à 10,000 francs ; la troisième, des inspections où ce même revenu est de 1,500 à 5,000 francs.

Art. 5. Au-dessous d'un revenu de 1,500 francs, il n'y a pas d'inspecteur spécialement attaché à la localité, et l'inspection médicale consiste dans les visites faites par des inspecteurs envoyés en tournée par le ministre de l'agriculture, du commerce et des travaux publics, lorsqu'il le juge convenable.

Art. 6. Le tableau de classement des inspections médicales est arrêté par le ministre. Il est revisé tous les cinq ans, sans préjudice du classement des établissements nouveaux qui seraient ouverts dans l'intervalle.

La base du classement est la moyenne des revenus des cinq dernières années, calculés comme il est dit à l'art. 28 ci-après.

Art. 7. Les traitements affectés aux médecins inspecteurs sont réglés ainsi qu'il suit :

Dans les inspections de 1re classe, 1,000 fr. ; de 2e classe, 800 fr. ; de 3e classe, 600 fr.

Art. 8. Les inspecteurs adjoints ne reçoivent pas de traitement, sauf le cas où ils auraient remplacé le médecin inspecteur pendant une partie notable de la saison, et, dans ce cas, il leur est alloué une indemnité prise sur le traitement de l'inspecteur et fixée par le ministre de l'agriculture, du commerce et des travaux publics.

Art. 9. Pendant la saison des eaux, le médecin inspecteur exerce la surveillance sur toutes les parties de l'établissement affectées à l'administration des eaux et au traitement des malades, ainsi que sur l'exécution des dispositions qui s'y rapportent.

Les dispositions du paragraphe précédent ne peuvent être entendues de manière à restreindre la liberté qu'ont les malades de suivre la pres-

cription de leurs propres médecins, ou d'être accompagnés par lui s'ils
le demandent sans préjudice du libre usage des eaux réservé par l'article 15.

Art. 10. Les inspecteurs ne peuvent rien exiger des malades dont
ils ne dirigent pas le traitement, ou auxquels ils ne donnent pas de soins
particuliers.

Art. 11. Ils soignent gratuitement les indigents admis à faire usage
des eaux minérales, à moins que ces malades ne scient placés dans des
maisons hospitalières où il serait pourvu à leur traitement par les autorités locales.

Art. 12. Les médecins inspecteurs ou inspecteurs adjoints ne peuvent
être intéressés dans aucun des établissements qu'ils sont chargés d'inspecter.

Art. 13. Lorsque les besoins du service l'exigent, l'administration
fait visiter par les ingénieurs des mines les établissements thermaux de
leur circonscription.

Les frais de visites spéciales faites par les ingénieurs des mines, en
dehors de leurs tournées régulières, sont imputés sur la somme annuelle
fournie par les établissements d'eaux minérales, conformément à l'article
18 de la loi du 14 juillet 1856.

Art. 14. Le médecin inspecteur et l'ingénieur des mines informent
le préfet des contraventions et des infractions aux règlements sur les
eaux minérales qui viennent à leur connaissance. Ils proposent, chacun
en ce qui le concerne, les mesures dont la nécessité leur est démontrée.

TITRE II.

*Des conditions générales d'ordre, de police et de salubrité auxquelles
les établissements d'eaux minérales naturelles doivent satisfaire.*

Art. 15. L'usage des eaux n'est subordonné à aucune permission, ni
à aucune ordonnance de médecin.

Art. 16. Dans tous les cas où les besoins du service l'exigent, des
règlements, arrêtés par le préfet, les propriétaires, régisseurs ou fermiers
préalablement entendus, déterminent les mesures qui ont pour objet :

La salubrité des cabinets, bains, douches, piscines, et, en général, de
tous les locaux affectés à l'administration des eaux ;

Le libre usage des eaux ;

L'exclusion de toute préférence dans les heures, pour les bains et douches;

L'égalité des prix, sauf les réductions qui peuvent être accordées aux indigents;

La protection particulière due aux malades;

Les mesures d'ordre et de police à observer par le public, soit à l'intérieur, soit aux abords;

La séparation des sexes.

Art. 17. Ces règlements restent affichés dans l'intérieur de l'établissement et sont obligatoires pour les personnes qui le fréquentent, aussi bien que pour les propriétaires, régisseurs ou fermiers, et pour les employés du service.

Les inspecteurs ont le droit de requérir, sauf recours au préfet, le renvoi des employés qui refuseraient de se conformer aux règlements.

Art. 18. Un mois avant l'ouverture de chaque saison, les propriétaires, régisseurs ou fermiers des établissements d'eaux minérales envoient aux préfets le tarif détaillé des prix correspondant aux modes divers suivant lesquels les eaux sont administrées et des accessoires qui en dépendent.

Il ne peut y être apporté aucun changement pendant la saison.

Sous aucun prétexte, il n'est exigé ni perçu aucun prix supérieur au tarif, ni aucune somme en dehors du tarif, pour l'emploi des eaux.

Art. 19. Le tarif prévu à l'article précédent est constamment affiché à la porte principale et dans l'intérieur de l'établissement.

Art. 20. A l'issue de la saison des eaux, le propriétaire, régisseur ou fermier de chaque établissement d'eaux minérales remet au médecin inspecteur, et, à son défaut, au préfet, un état portant le nombre des personnes qui ont fréquenté l'établissement. Cet état est envoyé, avec les observations du médecin inspecteur, au ministre de l'agriculture, du commerce et des travaux publics.

Art. 21. Les propriétaires, régisseurs ou fermiers sont tenus de donner le libre accès des établissements et des sources à tous les fonctionnaires délégués par le ministre; ils leur fournissent les renseignements nécessaires à l'accomplissement de la mission qui leur est confiée.

TITRE III

Des bases et du mode de répartition des frais de l'inspection médicale et de la surveillance des établissements d'eaux minérales naturelles.

Art. 22. Tous les ans, il est inscrit au budget du commerce et des travaux publics une somme égale au montant total des traitements des inspecteurs attachés aux différentes localités d'eaux minérales; il y est ajouté une somme qui n'excède pas dix pour cent de ce montant, afin de couvrir les frais généraux d'inspection et de surveillance.

Une somme égale est inscrite au budget des recettes.

Art. 23. La répartition entre les établissements de la somme portée au budget, et le recouvrement, ont lieu suivant les bases et conformément au mode qui est indiqué dans les articles ci-après.

Art. 24. A la fin de chaque année, les propriétaires, régisseurs ou fermiers des établissements d'eaux minérales naturelles adressent aux préfets les états des produits et des dépenses de leurs établissements pendant l'année.

Art. 25. L'état des produits comprend les revenus efférents aux bains, douches, piscines, buvettes, et à tout autre mode quelconque d'administration des eaux, ainsi qu'à la vente des eaux en bouteilles, cruchons ou tonneaux.

Art. 26. L'état des dépenses comprend

Les frais encourus pour la réparation des appareils et constructions servant à l'aménagement des eaux, le salaire des employés, l'entretien des bâtiments et de leurs abords, ainsi que celui du matériel, le montant des contributions dues à l'État, au département ou à la commune, et généralement tous les frais courants d'exploitation.

Art. 27. Ne sont pas admises en compte les dépenses extraordinaires et notamment les sommes dépensées pour grosses réparations, constructions nouvelles, travaux de recherche ou de captage, acquisitions de terrains, ainsi que les indemnités que ces constructions et travaux de recherche ou de captage ont pu comporter.

Art. 28. Le revenu qui sert de base à la répartition de la somme totale à payer par les établissements d'eaux minérales est l'excédant des produits sur les dépenses ordinaires, tels que les uns et les autres sont prévus aux art. 25 et 26.

Art. 29. Les états de produits et de dépenses sont communiqués par le préfet à une commission présidée par lui ou par son délégué, et qui est composée d'un membre du conseil général ou du conseil d'arrondissement, du directeur des contributions directes, de l'ingénieur des mines et du médecin inspecteur de l'établissement.

Dans le cas où les propriétaires, régisseurs ou fermiers n'auraient pas adressé, le 31 janvier, au préfet, conformément à l'art. 21 ci-dessus, les états des produits et des dépenses de leurs établissements, la commission procède d'office à leur égard.

Art. 30. L'avis de cette commission est, avec les pièces à l'appui, soumis à l'examen d'une commission centrale nommée par le ministre et composée de cinq membres choisis par le Conseil d'État, la Cour des comptes, le conseil général des mines, le comité consultatif d'hygiène publique, et l'administration des finances, et, en outre, du nombre d'auditeurs au Conseil d'État qui sera reconnu nécessaire.

Les auditeurs remplissent les fonctions de secrétaires et de rapporteurs ; ils ont voix délibérative dans les affaires qu'ils sont chargés de rapporter.

Art. 31. Sur le rapport de la commission instituée en vertu de l'article précédent, un arrêté du ministre détermine le revenu des divers établissements, et répartit entre eux, au prorata dudit revenu, le montant total des frais de l'inspection médicale et de la surveillance, tels qu'ils sont indiqués à l'article 22 ci-dessus.

Art. 32. L'arrêté du ministre est notifié par voie administrative au propriétaire, fermier ou régisseur de chaque établissement ; il est transmis au ministre des finances, qui est chargé de poursuivre le recouvrement des sommes pour lesquelles chacun desdits établissements est imposé.

Art. 33. L'arrêté du ministre peut être déféré au Conseil d'État par la voie contentieuse.

TITRE IV.

Dispositions générales et transitoires.

Art. 34. Les dispositions de l'ordonnance royale du 18 juin 1823, qui ne sont pas contraires à celles du présent règlement, continuent de recevoir leur pleine et entière exécution.

Art. 35. Le classement prévu par l'art. 4 aura lieu, pour la première fois, conformément au revenu des établissements compris dans chaque inspection tel qu'il aura été établi pour l'année 1860, et ce classement continuera d'être en vigueur jusqu'au 31 décembre 1865.

Art. 36. Notre ministre secrétaire d'État au département de l'agriculture, du commerce et des travaux publics et notre ministre secrétaire d'État au département des finances sont chargés, chacun en ce qui le concerne, de l'exécution du présent décret.

RÈGLEMENT pour le service des établissements thermaux appartenant aux communes de la vallée de Baréges.

Le Préfet des Hautes-Pyrénées, officier de la Légion d'honneur,

Vu la délibération, en date du 6 juin 1864, par laquelle la commission syndicale de la vallée de Baréges propose la modification du règlement et du tarif des établissements thermaux de Baréges et de Saint-Sauveur;

Vu les propositions de M. le sous-préfet d'Argelès;

Vu l'ordonnance du 18 juin 1823;

Vu le décret impérial du 18 janvier 1860;

Vu le décret du 25 mars 1852 sur la décentralisation administrative,

ARRÊTE :

Art. 1er. Les établissements thermaux appartenant à la vallée de Baréges sont désignés ainsi qu'il suit :

1° Les thermes de Baréges ;

2 Les thermes de Saint-Sauveur.

Les eaux de ces établissements sont administrées en boisson, bains et douches, d'après les tarifs suivants :

BARÉGES.

	fr. c.
Boisson pour une personne et par séance	0 05
Abonnement à la boisson (durée du séjour)	2 00
Le prix de la grande bouteille d'eau, y compris le remplissage, bouchonnage, goudronnage et la capsule, est de	0 30
Le prix de la petite bouteille d'eau y compris tous ses accessoires, est de	0 20
La grande bouteille ne dépassera pas un litre.	
La petite id. id. demi-litre.	
Le prix d'une bouteille contenant moins d'un litre et plus d'un demi-litre, est de	0 25

	fr. c.
Les prix des bains et douches sont fixés ainsi qu'il suit :	
Bains et douches, de 5 à 9 heures du matin inclusivement.	1 50
Bains et douches, de 8 à 10 heures du soir inclusivement.	1 50
Bains et douches hors les heures ci-dessus désignées.	1 25
Bains aux piscines, de 5 à 8 heures du matin inclusivement.	1 25
Bains le matin, de 9 à 10 heures exclusivement, et le soir à partir de 8 heures.	0 60
Bains aux heures de la journée autres que celles désignées ci-dessus.	0 30
Bains locaux, dans l'établissement.	0 20
Bains locaux, à domicile.	0 60

SAINT-SAUVEUR.

Boisson pour une personne et par séance.	0 05
Abonnement à la boisson (durée du séjour).	2 00
Bains et douches, de 6 à 9 heures du matin inclusivement.	1 50
Bains et douches en dehors des heures ci-dessus désignées.	1 25

Dans les prix ci-dessus fixés se trouvent compris tous les frais de préparation de bain, les soins des garçons et filles de bain, le chauffage du linge, et à Baréges l'éclairage des cabinets.

Organisation du service.

Art. 2. Les établissements ci-dessus étant exploités par voie de régie, le personnel chargé de cette exploitation est composé ainsi qu'il suit :

1° Un agent chargé du matériel de tous les établissements thermaux, de la surveillance des édifices et des sources, de la rédaction des projets de réparation et d'entretien, ainsi que de la direction des travaux de toute nature intéressant la vallée.

2°

Baréges .....
- Un régisseur.
- Un contrôleur.
- Un sous-contrôleur.
- Dix garçons de bain.
- Six filles de bain.
- Deux filles de bain surnuméraires chargées des buvettes.
- Seize porteurs.

SAINT-SAUVEUR.
{
Un régisseur-contrôleur.
Un chef-baigneur.
Quatre garçons de bain.
Six filles de bain,
Une fille de bain surnuméraire chargée de la buvette.
Deux porteurs.
}

Le paiement des salaires dus aux filles préposées aux diverses buvettes sera, s'il y a lieu, à la charge du fermier de la boisson et de l'exportation des eaux.

Art. 3. Il sera créé dans chaque établissement un garde chargé de la conservation de la propriété et de la constatation des diverses infractions aux règlements.

Les fonctions de garde pourront être exercées par un des baigneurs ou par le contrôleur de l'établissement.

Les gardes seront nommés par nous, et prêteront le serment voulu par la loi avant d'entrer en fonctions.

Art. 4. Tous ces employés sont nommés et révoqués, s'il y a lieu, par nous, sur la proposition du président de la commission syndicale, l'avis du médecin-inspecteur et celui du sous-préfet.

Les employés auront une mise distincte et uniforme, qui sera réglée par le président du syndicat.

L'agent, directeur des travaux, sera présenté par le président de la commission syndicale et nommé par le Préfet, sur l'avis du sous-préfet.

Attributions et devoirs des employés.

Art. 5. Le régisseur dirige tout le service; il a la surveillance des employés au service des bains, et peut, pour faute grave, les suspendre provisoirement, sauf à en référer immédiatement au président du syndicat et au médecin-inspecteur.

Il est chargé de la distribution des cabinets de bains et des heures, de la distribution des cartes, de la tenue des livres de comptabilité, et il rend compte, dans sa tournée, au receveur municipal de la vallée des recettes opérées.

Le régisseur accorde des réductions de prix permises en faveur des malades peu aisés seulement.

Les contestations qui pourraient s'élever à ce sujet seront jugées par le médecin-inspecteur ou le président de la commission syndicale.

Art. 6. Le contrôleur et le sous-contrôleur sont chargés de surveiller le service des bains, d'assurer la propreté des baignoires, buvettes et autres dépendances de l'établissement ; de recueillir les cartes aussitôt après leur remise par les baigneurs, et de les déposer dans une boîte dont le receveur de la vallée tiendra la clef, après en avoir enlevé le coin gauche supérieur. A Saint-Sauveur, le chef-baigneur sera chargé de ce dernier soin.

Le contrôleur et le sous-contrôleur pourront, dans des cas urgents, suppléer le régisseur, mais ce dernier demeurera toujours responsable, et ne pourra, sous peine de révocation, s'absenter de son poste sans une autorisation préalable du médecin-inspecteur et du président du syndicat.

Art. 7. Les garçons et les filles de bains sont chargés de préparer les bains, et d'entretenir la propreté, soit dans les cabinets, soit dans l'intérieur et aux abords des établissements. Ils seront tenus de graduer la température des bains et des douches selon l'ordonnance des médecins. A cet effet, chacun d'eux sera muni d'un thermomètre qui sera soumis à la vérification du médecin-inspecteur toutes les fois qu'il le jugera convenable.

Les garçons de bains seront également munis, par les soins de la vallée, du matériel nécessaire à leur service ; inventaire en sera dressé, et ils en demeureront responsables.

Ces employés devront se conformer exactement à l'ordre de service réglé dans l'établissement. Ils ne pourront s'absenter sans la permission du régisseur, lequel rendra compte au médecin-inspecteur de toute permission accordée si l'absence doit se prolonger plus d'un jour.

En cas d'absence illégale ou de tout autre manquement au service, il sera infligé par le régisseur une amende qui ne pourra être inférieure à un franc ni supérieure à trois francs. Il sera disposé du produit de ces amendes en faveur des employés qui viendraient à tomber malades.

Il est interdit aux garçons et aux filles de bains de livrer un cabinet avant la remise de la carte. Il leur est également défendu de rien demander aux étrangers ; ils doivent se conduire avec politesse et déférence ; une infraction grave à ces prescriptions entraînera la révocation.

Exécution du service.

Art. 8. Les cabinets de bains sont fermés, à Baréges, de minuit à 3 heures du matin.

A Saint-Sauveur, l'établissement sera fermé de 11 heures du soir à 4 heures du matin, depuis le 1er juillet jusqu'au 15 août, et de 10 heures du soir à 5 heures du matin le reste de la saison.

Dans un cas urgent, un malade pourrait être admis à se baigner en dehors des heures ci-dessus indiquées, sur une demande motivée du médecin traitant.

Art. 9. La durée des bains est d'une heure, y compris le temps nécessaire pour se déshabiller et s'habiller.

La durée des douches est fixée ainsi qu'il suit :

A Baréges, un quart d'heure à la grande douche ; vingt minutes aux deux petites douches.

A Saint-Sauveur, vingt minutes à la grande douche ; la durée des douches internes n'excédera pas un quart d'heure. La grande douche ne sera prise que dans l'après-midi ; les douches internes pourront se prendre à toute heure de la journée.

Les minutes de retard, soit pour les bains, soit pour les douches, à Baréges et à Saint-Sauveur, compteront en déduction des durées indiquées ci-dessus.

Art. 10. Toute personne qui, malgré les observations des employés de la régie, persistera à rester dans un cabinet de bains ou douches au delà du temps accordé, sera tenue de payer l'heure commencée, et privée du bénéfice de son inscription.

Art. 11. Les étrangers doivent observer la plus grande ponctualité à se rendre aux bains ou douches dont les heures se règlent sur l'horloge de l'établissement.

Art. 12. Il sera ouvert dans chaque établissement un registre sur lequel tout malade désirant se baigner à heure fixe s'inscrira lui-même, ou par un tiers, pour faire connaître l'heure et le numéro du bain ou de la douche dont il veut faire usage.

M. le médecin-inspecteur est chargé de veiller à ce que la priorité des heures soit réglée d'après l'ordre des inscriptions au registre ci-dessus, qu'il vise tous les jours.

Ce n'est qu'après l'apposition de ce visa que les inscriptions produisent leur effet.

Ces inscriptions ne s'appliquent qu'à des personnes présentes.

Deux personnes peuvent être autorisées à se baigner alternativement à la même heure de deux jours l'un. Il faut, pour cela, qu'elles s'entendent et qu'elles forment simultanément leur demande.

Dès qu'une ou plusieurs heures de bains ou douches deviendront libres, ces heures profiteront à ceux qui, les premiers, en ont consigné la demande sur le registre d'inscription. — Toutefois, l'admission des malades aux piscines civiles de Baréges continuera d'avoir lieu dans l'ordre déterminé par le médecin-inspecteur et communiqué par lui aux médecins traitants.

A mesure qu'une heure est rendue libre, le régisseur en prévient le premier inscrit.

Chaque inscription utilisée perd son rang. Toute mutation doit être l'objet d'une nouvelle inscription.

Pendant les heures vacantes, le régisseur peut mettre un bain à la disposition du malade qui le demande; le cas échéant, le rang de l'inscription détermine la préférence.

Art. 13. Pour que toute personne désirant se baigner puisse savoir quelles sont les heures vacantes, il est placé, à la porte de chaque cabinet, une tablette indiquant les noms des baigneurs à qui les heures non vacantes ont été attribuées.

Art. 14. Les enfants au-dessous de dix ans peuvent se baigner dans la même baignoire avec leurs parents; cette circonstance n'élève pas le prix du bain.

Art. 15. Un registre sera ouvert dans chaque établissement et mis à la disposition des baigneurs, pour recevoir les plaintes qu'ils auraient à fournir contre les employés attachés au service des bains.

Service de la buvette et de l'exportation.

Art. 16. Les filles, chargées du service de la buvette, ne délivreront de l'eau minérale que pour la boisson. Il est loisible à chaque malade de remplir son verre au robinet.

Art. 17. Aucune exportation d'eau minérale, provenant des sources appartenant à la vallée de Baréges, ne sera faite qu'en y joignant un certificat d'origine délivré par le médecin-inspecteur.

Les bouteilles seront goudronnées et capsulées au cachet de la vallée de Baréges.

Comptabilité du service.

Art. 18. Le produit de la régie des établissements thermaux sera constaté par des registres à souche, d'où sont détachées des cartes de bains, douches, etc.

Ces registres seront remis en compte aux régisseurs qui en demeureront responsables, et en délivreront récépissé au receveur spécial de la vallée.

Ils seront de couleurs différentes pour chaque prix du tarif.

Les cartes porteront un numéro de série correspondant à celui de la souche de laquelle elles auront été détachées.

Art. 19. Les régisseurs relèveront jour par jour les recettes, et les inscriront sur un livre récapitulatif, comprenant autant de colonnes qu'il y aura de prix de bains, douches, etc.

Art. 20. Ils établiront tous les cinq jours un bulletin détaillé indiquant les recettes opérées et dont le détail figure au récapitulatif.

Art. 21. Le receveur spécial se transportera, tous les cinq jours au moins, dans les divers établissements de la vallée.

Il se fera représenter les registres des régisseurs, les arrêtera, les comparera avec le bulletin indicatif dont il est question à l'article précédent, gardera ce dernier comme pièce de recette, et en encaissera le montant, dont il donnera quittance au régisseur.

Art. 22. Si un malade était obligé de quitter l'établissement ou de suspendre ses bains et douches, le montant des cartes qu'il n'aurait pas utilisées lui serait remboursé sous la condition de rigueur qu'il aurait fait, personnellement ou par l'intermédiaire d'un tiers sur le registre à ce destiné, sa déclaration de départ ou de cessation un jour à l'avance.

Le recensement des cartes non utilisées sera effectué par le régisseur comptable sur la remise de ces cartes et au vu de la déclaration ci-dessus. Il en passera écriture immédiatement.

Les cartes pour bains à heure fixe ayant dû être employées sans interruption, on ne remboursera que celles qui se rapporteront à la période qui suivra la déclaration.

Art. 23. S'il est jugé nécessaire par le receveur spécial et la commission syndicale, les régisseurs fourniront un cautionnement suffisant pour la garantie de leur gestion.

Art. 24. Les régisseurs-comptables sont, en cette qualité, placés spécialement sous la surveillance du receveur de la vallée, du président de la commission syndicale et du sous-préfet.

Dispositions d'ordre et de police.

Art. 25. Les dispositions générales d'ordre et de police, applicables aux établissements thermaux appartenant à la vallée de Baréges, sont spécifiées dans les articles 14 et 15 du règlement du 4 juillet 1861, qui demeurera constamment affiché, ainsi que le présent, dans l'endroit le plus apparent desdits établissements.

Art. 26. Les médecins, pharmaciens ou chimistes qui désireraient se livrer à des expériences sur les eaux dans l'intérieur des établissements, sont tenus de se munir d'une autorisation délivrée par nous ou par le sous-préfet d'Argelès.

Cette autorisation sera présentée au médecin-inspecteur, qui fixera les heures auxquelles les expériences pourront avoir lieu.

Dispositions exceptionnelles.

Art. 27. Tous les habitants des communes qui composent la vallée de Baréges ont droit à l'usage gratuit des eaux, suivant l'ordre de leur arrivée jusqu'au 15 juin et postérieurement au 1er septembre. Du 15 juin au 1er septembre, ils n'auront droit à la gratuité que pendant les heures vacantes.

La même faculté est concédée aux indigents de tous les pays, pourvu qu'ils soient munis d'une autorisation de S. Exc. M. le ministre de l'agriculture, du commerce et des travaux publics, du Préfet du département des Hautes-Pyrénées, ou du sous-préfet d'Argelès.

Tarbes, le 16 juin 1864.

Le Préfet, H. GARNIER.

TABLE DES MATIÈRES.

———

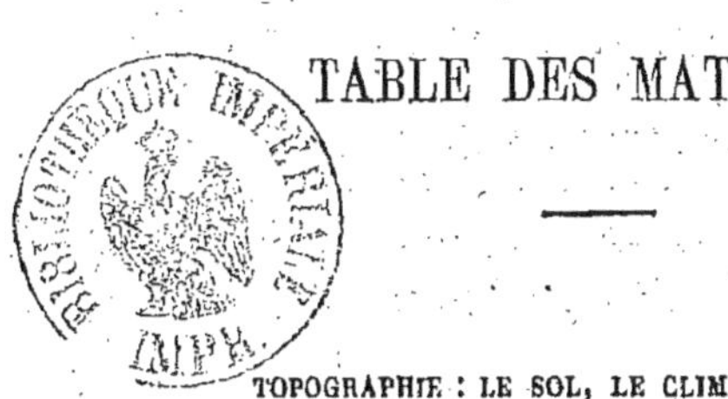

TOPOGRAPHIE : LE SOL, LE CLIMAT, LES EAUX.

Paris. — Imprimerie de COSSE et J. DUMAINE, rue Christine, 2.

9 782014 468465